DES ADHÉRENCES

POST-OPÉRATOIRES

APRÈS

LA LAPAROTOMIE

PAR

LE Dʳ R. JACQUES

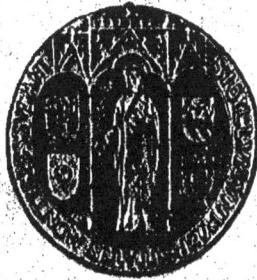

MONTPELLIER

G. FIRMIN ET MONTANE, IMPRIMEURS DE L'UNIVERSITÉ

Ancien Hôtel de la Faculté des Sciences

1890

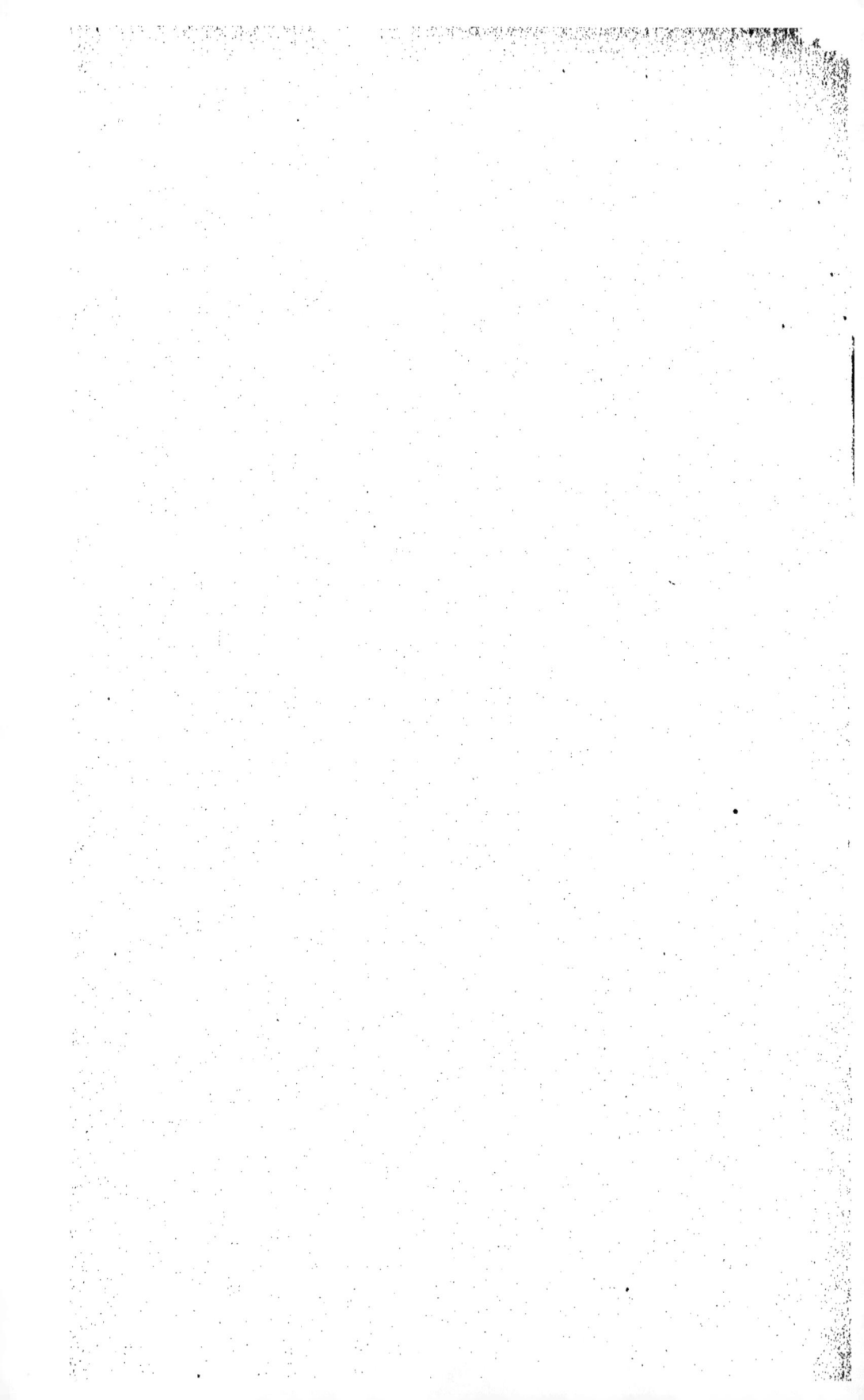

DES ADHÉRENCES POST-OPÉRATOIRES

APRÈS

LA LAPAROTOMIE

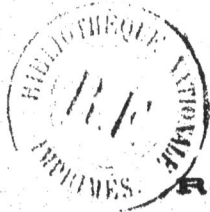

PAR

Robert JACQUES

DOCTEUR EN MÉDECINE

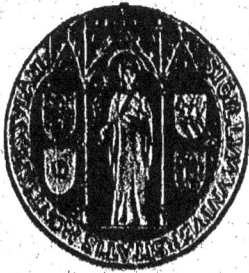

MONTPELLIER
G. FIRMIN et MONTANE, IMPRIMEURS DE L'UNIVERSITÉ
Ancien Hôtel de la Faculté des Sciences
—
1899

PERSONNEL DE LA FACULTÉ

MM. VIALLETON . . . . Doyen
HAMELIN (✳) . . . . Assesseur

Professeurs

Hygiène . . . . MM.	BERTIN-SANS.
Clinique médicale	GRASSET (✳)
Clinique chirurgicale	TEDENAT
Clinique obstétric. et gynécol.	GRYNFELTT
Thérapeutique et matière médicale . . .	HAMELIN (✳).
Clinique médicale	CARRIEU.
Clinique des maladies mentales et nerv.	MAIRET (✳).
Physique médicale	IMBERT
Botanique et hist. nat. méd.	GRANEL.
Clinique chirurgicale	FORGUE.
Clinique ophtalmologique	TRUC.
Chimie médicale et Pharmacie	VILLE.
Physiologie	HEDON.
Histologie	VIALLETON.
Pathologie interne	DUCAMP.
Anatomie	GILIS.
Opérations et appareils	ESTOR.
Microbiologie	RODET.
Médecine légale et toxicologie	SARDA.
Clinique des maladies des enfants . . .	BAUMEL.
Anatomie pathologique	N...
Id. Bosc (Ch. du c.)	

Doyen honoraire : M. MAIRET (✳).
Professeurs honoraires: MM. JAUMES, DUBRUEIL (✳), PAULET (O. ✳)

Chargés de Cours complémentaires

Accouchements . . . . MM.	VALLOIS, agrégé.
Clinique ann. des mal. syphil. et cutanées	BROUSSE, agrégé.
Clinique annexe des mal. des vieillards .	VIRES, agrégé.
Pathologie externe	De ROUVILLE, agr.
Pathologie générale	RAYMOND, agrégé.

Agrégés en exercice

MM.	MM.	MM.
BROUSSE	De ROUVILLE	GALAVIELLE
RAUZIER	PUECH	RAYMOND
LAPEYRE	VALLOIS	VIRES
MOITESSIER	MOURET	IMBERT
BOSC	DELEZENNE	BERTIN-SANS

MM. H. GOT, *secrétaire.*
F.-J. BLAISE, *secrétaire honoraire.*

Examinateurs de la Thèse

MM. TÉDENAT, *président.*	MM. DE ROUVILLE, *agrégé.*
FORGUE, *professeur.*	VALLOIS, *agrégé.*

A MON PÈRE ET A MA MÈRE

Témoignage d'affection et de reconnaissance.

A MES FRÈRES ET A MES SOEURS

MEIS ET AMICIS

R. JACQUES.

A MES MAITRES

PRÉFACE

Avant de commencer cette étude, je saisis avec empressement l'occasion qui m'est offerte, pour exprimer à tous mes Maîtres de la Faculté et des Hôpitaux de Montpellier, les sentiments de reconnaissance qu'ils ont fait naître en moi.

C'est à mon cher Maître, M. le professeur Tédenat, qu'est due l'idée première de ce travail, et c'est pour moi un devoir bien agréable que de le remercier de l'honneur qu'il me fait en acceptant la présidence de cette thèse. Il a bien voulu s'intéresser à mes recherches, non seulement en me donnant de nombreux renseignements et en me fournissant des observations inédites, mais en me traduisant lui-même certains passages d'auteurs anglais et américains. C'est comme aide auprès de lui, que j'ai reçu de si utiles leçons pratiques, et dans des causeries pleines d'humour et sans emphase, les conseils les plus précieux.

Je garderai un souvenir ineffaçable de l'enseignement magistral de M. le professeur Forgue, de la sympathie qu'il m'a témoignée en maintes occasions, et je tiens à l'assurer de ma reconnaissance pour son accueil si bienveillant mon à égard.

J'unis dans les mêmes sentiments d'affection et de respect les noms de MM. les professeurs-agrégés Mouret, de Rouville et Lapeyre, dans les laboratoires desquels j'ai vécu pendant trois ans. Les relations amicales et incessantes qu'il m'a été donné d'avoir avec eux n'ont pas peu contribué à développer en moi le goût chirurgical. Qu'ils reçoivent ici mes plus sincères remercîments pour les longues heures qu'ils ont consacrées tout spécialement à mon instruction.

Que le maître éminent, M. le professeur Grasset, veuille bien recevoir l'hommage de gratitude d'un de ses élèves, à qui il a bien voulu confier certains travaux particuliers ; qu'il soit assuré de son admiration pour la puissance de son enseignement médical, dont il emporte une forte impression.

Je ne manquerai pas de remercier M. le professeur-agrégé Rauzier pour sa complaisance à mon égard, et je garderai le souvenir des bonnes relations que j'ai eues avec M. le professeur-agrégé Vires.

Mais il est un Maître aimé, vis-à-vis duquel j'ai contracté, depuis mon enfance, une dette spéciale de reconnaissance. Non seulement je dois à M. le professeur-agrégé Vallois d'être revenu à la santé grâce aux bons soins qu'il m'a donnés à Nancy ; mais aussitôt ma venue à Montpellier, en même temps que lui, je fus accueilli dans sa famille au même titre qu'un parent.

Mettant tout de lui à mon service, il ne se contenta pas de soutenir bien des fois mon courage par ses conseils si justes et si paternels, mais il fit, dans des entrevues quotidiennes, mon instruction obstétricale.

Bien que je n'eusse pas osé, de moi-même, m'honorer d'un tel titre, je puis déclarer qu'il me considéra, pendant ces trois dernières années, comme son collaborateur.

Je n'oublierai pas tout ce que je dois à la grande obligeance et à l'amabilité de mes amis MM. les Chefs de clinique, et aux moments si agréables que j'ai passés en la compagnie des internes. Je n'aurais garde de ne pas citer, en particulier, les noms de deux amis, à qui je dois beaucoup : le docteur Malbois, qui m'a tant obligé, et le docteur Emile Jeanbrau, chef de clinique chirurgicale, dont la solide amitié remonte à notre séjour à Toulon.

INTRODUCTION

C'est un fait d'observation fréquente que celui de l'existence d'adhérences entre tel ou tel organe lésé de la cavité
abdominale lors d'une opération de laparotomie. De même,
il est établi qu'un organe primitivement lésé peut, par un
processus inflammatoire, favoriser le développement d'un tissu
de néoformation et qu'une fois la lésion organique guérie,
l'adhérence constituée donne seule lieu à des phénomènes
douloureux. Nombreuses sont les observations sur la laparo-
mie faite spécialement en vue de détruire ces adhérences douloureuses.

Mais il existe des adhérences épiploïques ou intestinales
constituant une complication éloignée des opérations abdominales en général, des opérations gynécologiques en particulier. C'est de ces adhérences post-opératoires après laparotomie dont nous allons nous occuper en traitant surtout des
adhérences pelviennes, c'est-à-dire de celles se développant
aux dépens des organes génitaux internes de la femme.

Après avoir tracé l'historique de la question, nous donne-
rons l'exposé des idées les plus récentes sur la pathogénie de

ces adhérences, et là nous verrons combien on a interprété diversement leur formation surtout au point de vue expérimental. En clinique, de l'aveu des auteurs, les observations ne sont pas fréquentes, les résultats éloignés des opérations n'étant généralement pas publiés, les malades ayant été perdues de vue.

Nous étudierons ensuite les symptômes, que nous diviserons en phénomènes douloureux et en troubles fonctionnels.

En quelques mots nous montrerons les difficultés du diagnostic tant que les symptômes ne consistent qu'en phénomènes douloureux et qu'il est possible d'invoquer la névrose ; car il est évident que, devant des phénomènes d'obstruction intestinale par adhérences avec étranglement interne, il n'y aura aucun doute pour intervenir immédiatement.

Enfin nous nous attacherons à faire ressortir dans le traitement, qui n'est autre que la laparotomie secondaire, le côté vraiment intéressant de cette étude. En effet, il s'agit d'empêcher la reproduction de ces adhérences et non uniquement de les détruire après avoir ouvert l'abdomen, et c'est à la prophylaxie qu'il faut attacher le plus d'importance pour éviter cette complication. Aussi, nous exposerons les conclusions des auteurs sur la conduite à tenir lors d'une opération de laparotomie au point de vue qui nous occupe, en insistant sur le procédé du professeur Laroyenne qui, est la péritonisation des pédicules intra-abdominaux.

Nous regrettons d'avoir apporté un si faible appoint à une question aussi séduisante, mais devant le fait de la reproduction ou non d'adhérences en cas similaires et encore de leur guérison par l'intervention chirurgicale ou leur disparition d'elles-mêmes, on admettra que les cas connus sont relativement rares et leur étude très complexe. Aussi l'on comprendra que nous avons voulu seulement rapprocher de notre sujet toutes les considérations pouvant mettre en garde contre les productions d'adhérences et des accidents qu'elles occasionnent après les opérations gynécologiques si fréquentes à l'heure actuelle.

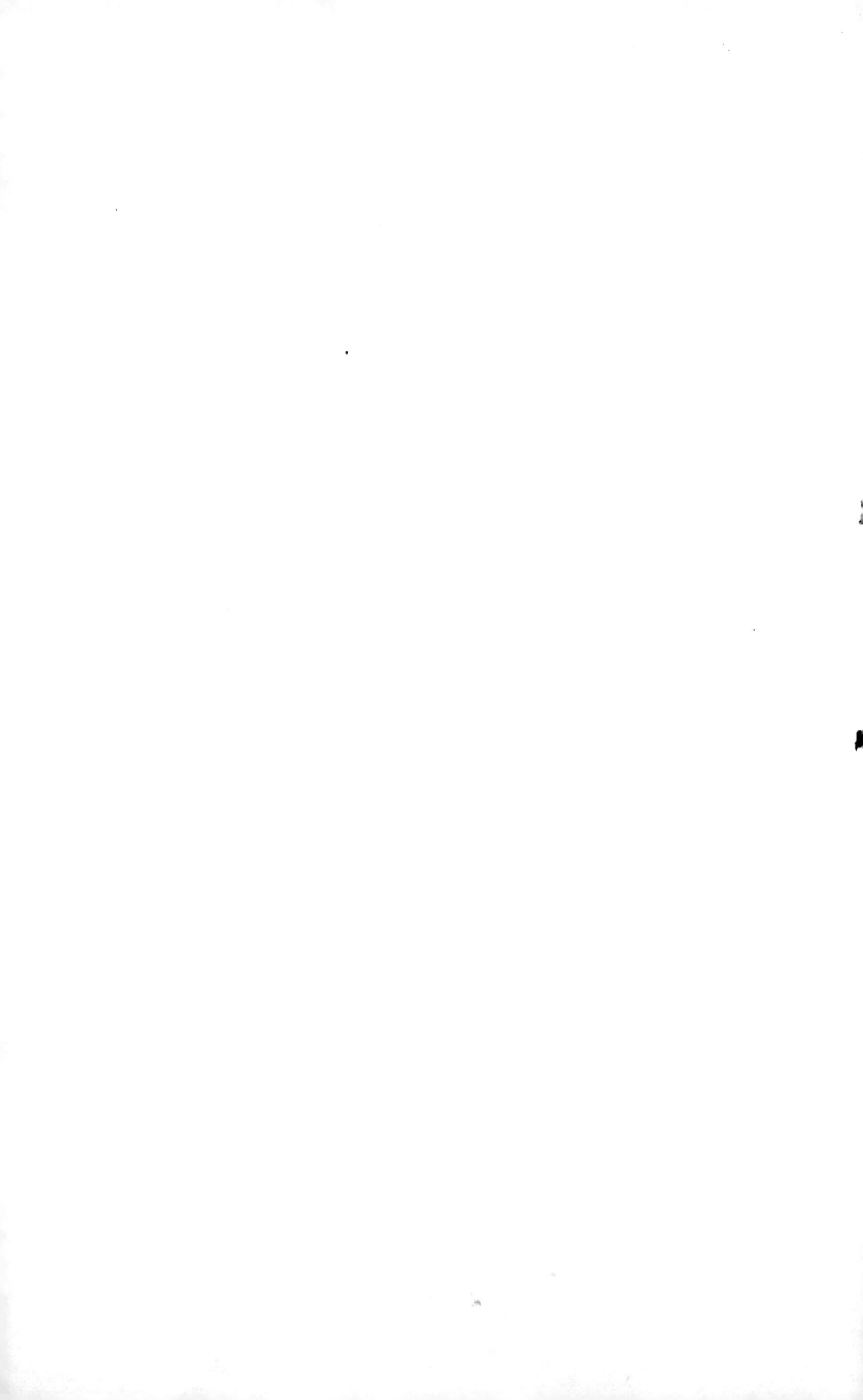

DES ADHÉRENCES POST-OPÉRATOIRES

APRÈS

LA LAPAROTOMIE

CHAPITRE PREMIER

HISTORIQUE

On ne trouve pas mention des adhérences post-opératoires à la suite de laparotomies avant l'année 1860. C'est dire que l'histoire de cette complication ne remonte qu'à fort peu de temps. A cette date, Spencer Wells (1) signale, sans commentaires, une autopsie de malade qui avait été opérée pour un kyste de l'ovaire, et où le pédicule adhérant au bassin et à l'utérus avait attiré la paroi abdominale. Léopold, en 1879, après une ovariotomie double, trouve, à l'autopsie, une soudure intime du gros intestin avec les deux pédicules et couture à leur niveau. Bœckel, en 1881, publie un article sur les accidents provoqués par le pédicule après l'ovariotomie. Olshausen, en 1886, 21 jours après une ovariotomie, est obligé de faire une seconde laparotomie à cause de symptômes d'occlu-

_____

(1) Pour cet auteur et les suivants, voir _Index bibliographique_.

sion intestinale, et trouve une adhérence de l'intestin avec coudure au niveau du pédicule. Cette bride rompue, sa malade
guérit. Skutsche, en 1886, publie une autopsie après ovariotomie, où il trouve une adhérence de l'intestin grêle au niveau
du pédicule cruenté et coudure à ce niveau. Toutefois, ce ne
sont là que des remarques succinctes ; le premier mémoire sur
la question ne date que de 1888 avec Wolf-Hirsch, qui publie
14 observations d'occlusions intestinales après ovariotomie.
Delbet, en 1889, présente un mémoire à l'Académie de médecine sur le lavage du péritoine. La thèse de Collas, parue en
1890, sous l'inspiration de M. Lucas-Championnière, traite
des occlusions intestinales consécutives aux opérations de
laparotomie et indique la source des adhérences en général,
même après d'autres opérations que l'ovariotomie.

Des travaux de laboratoire sont entrepris en 1887, à Berlin, par Müller, combattu par les expériences d'O'Balinski en
1889. Kelterborn soulève de nouvelles idées en 1890, par les
résultats qu'il obtient sur des chiens et des lapins. Hermann
Thomson, de Dorpat, fait, en 1891, de nouvelles recherches
expérimentales sur la formation des adhérences après la laparotomie. Walthard, en 1893, fait paraître le résultat de
laparotomies entreprises sur des chats et sur des lapins pour
étudier le mécanisme de formation des adhérences péritonéales à la suite d'opérations aseptiques. Müller et Tavel, également en 1893, arrivent aux mêmes conclusions, qui confirment
les travaux de Walthard.

L'anatomie pathologique de ces adhérences est étudiée par
Cornil et Ranvier en 1884, Metchnikoff, Coyne en 1894, et tout
récemment en juillet 1898, Cornil fait une communication à
l'Académie de Médecine sur la *régénération des muqueuses* que
nous exposerons dans le prochain chapitre.

Après avoir rencontré les faits cités par William Easterly
Ahston en 1892, Lauenstein (1892), Terrillon (1892), Salzer

(1893), nous arrivons aux grandes discussions dont nous nous occuperons plus loin, qui montrent combien la question des adhérences post-opératoires est encore, en clinique, dans le domaine de l'hypothèse et sujette à controverses. Lennander publie un mémoire en 1893, sur les adhérences se produisant dans la partie supérieure de l'abdomen. A la Société clinique de Londres, en 1893, Mayo Robson discute la question avec Huleke et F. Roberts. Janicke, de Breslau, écrit, en 1894, un article sur les adhérences intestinales chroniques chez les femmes. Riedel, en 1894, traite des inflammations adhésives qui se produisent dans la cavité abdominale. Schiffer attire l'attention, en 1894, sur les complications consécutives aux ablations d'annexes. Nicaise, en 1894, fait un article sur les adhérences douloureuses. Tuja (1894) présente sa thèse documentée sur les occlusions intestinales après les laparotomies. Terrier (1894) montre la gravité des adhérences de l'estomac aux autres organes abdominaux.

William White, de Philadelphie, publie dans « *Annals of Surgery*, August et September, 1891 », un article intitulé « the supposed curative effect of operations per se » dont les conclusions sont citées dans le travail du professeur Simon Duplay (*In Semaine Médicale*, 1er janvier 1892) qui a pour titre : « Des effets curatifs de certaines opérations purement exploratrices. »

R. Condamin (1894), publie un article sur la péritonisation des pédicules intra-abdominaux suivant le procédé du professeur Laroyenne. En 1895, nous trouvons la communication de Graser sur l'adhérence primitive des surfaces séreuses. Roux de Lausanne (1895) met en garde contre l'intervention trop hâtive. Daurignac (1895) traite des occlusions post-opératoires après laparotomie. Bouquet de Jolinière présente sa thèse, en 1896, sur les adhérences péritonéales considérées comme cause de phénomènes douloureux, et Naoumoff (1896) sur les occlusions intestinales post-opératoires. M. Bouveret (1896) éclaire le diagnostic des adhérences.

Tout près de nous, la communication de Noltschini (1897) sur la contribution à l'étude de la laparotomie secondaire chez la femme, les traités classiques de Pozzi (1898), Labadie-Lagrave et Legueu (1898), la relation de H. Claude à la Société de biologie, 11 juin 1898, et le magistral Traité de thérapeutique chirurgicale de MM. Forgue et Reclus (1898) nous fournissent les plus récents matériaux.

CHAPITRE II

DES ADHÉRENCES ; LEUR FORMATION

Avant de faire l'étude de la pathogénie des adhérences post-opératoires, nous allons en exposer brièvement l'anatomie pathologique et voir quel est leur mode de développement.

A) ANATOMIE PATHOLOGIQUE

Lorsque la séreuse est le siège d'une inflammation, soit au voisinage d'une surface cruentée, soit par irritation mécanique ou chimique, le premier stade de cette inflammation se traduit par la formation d'un exsudat qui tapisse la surface enflammée ; la séreuse est plus rouge ; sa surface, au lieu d'être lisse et luisante, est dépolie. On voit apparaître une substance molle, élastique, qui forme une membrane peu adhérente, et si à cet exsudat solide s'ajoute un exsudat liquide, on voit en suspension dans le liquide des flocons opaques et plus ou moins épais. Cet exsudat, qui renferme une substance fibrinogène, se coagule lorsqu'il est au contact soit de l'air (Virchow) soit de globules rouges ou de sérum sanguin (Alexandre Schmitt) et plus l'exsudat augmente, plus les masses se réunissent pour former les lames fibrillaires et les filaments. Ces phénomènes se produisent sur les deux surfaces viscérales et pariétales de la séreuse qui sont recouvertes de substances identiques, d'où production d'adhérences. Dans ce squelette spongieux

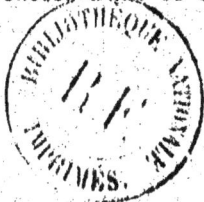

2

de fibrine se forment les vaisseaux et une couche de tissu conjonctif jeune les entoure. Alors, la fibrine forme une trame à
mailles épaisses et irrégulières, et de nouveaux vaisseaux,
caractérisés par la grandeur de leur calibre et la finesse de
leurs parois, cheminent dans leurs interstices. Cette disposition en réseaux fait augmenter la pression sanguine. Cette
pression favorise l'exsudat et la nutrition de l'adhérence. La
conséquence en est que la fibrine se résorbe et que le tissu conjonctif embryonnaire devient adulte, ce qui fait que, plus tard,
les adhérences, d'abord molles et vasculaires, sont constituées
par du tissu conjonctif parfait. On comprend dès lors quel est
le résultat de tout ce processus et on s'explique la formation
de ces faux ligaments plus ou moins épais et étendus entre
les deux feuillets de la séreuse. Ces brides, ces lames sont
formées par des faisceaux ondulés de fibres conjonctives au
milieu desquels on voit des vaisseaux minces et leur surface est
tapissée d'une couche d'endothélium plat analogue à celui
des séreuses.

Voilà le résumé très sommaire de la composition des adhérences ainsi que de leur mode de développement.

Tout récemment, M. Cornil (1) a fait une communication
à l'Académie de Médecine, en séance du 19 juillet 1898,
où il précise par des expériences le *mode de régénération
des muqueuses*. Dans les cornes utérines sectionnées, l'épithélium cylindrique à une seule couche très vulnérable est détruit
et tombe ; il se refait par les réserves épithéliales contenues
dans les glandes. Au niveau de l'ouverture de celles-ci, on
constate une greffe épithéliale sur la paroi du contenu fibrino-
cruorique qui se trouve en regard des dépressions glandu-

(1) Cornil. — *Sur le mode de régénération des muqueuses*, Ac. de
Médecine, 19 juillet 1898, in *Semaine médicale* du 20 juillet 1898,
p. 316.

laires et un glissement des cellules épithéliales entre les glandes et au niveau de la cicatrice. Si l'on unit la partie réséquée avec le grand épiploon, le trou et le trajet de la ligature se tapissent, au bout de huit à quinze jours, de cellules épithéliales stratifiées de même nature que celles du revêtement de l'organe excisé. Ces greffes expérimentales des cellules épithéliales sur le péritoine expliquent la facilité avec laquelle se produisent les adhérences à la séreuse.

Nous ne nous étendrons pas sur les formes diverses qu'affectent les adhérences, car leurs variétés dépendent d'une foule de conditions ; toutefois, nous en dirons un mot à propos du pronostic et du traitement ; car, si l'on doit intervenir pour telle bride favorisant l'occlusion intestinale, il est des cas où une adhérence amincie et allongée finit par disparaître d'elle-même.

B) Pathogénie

Les idées qui ont été émises pour savoir sous quelles influences se développent ces néo-membranes sont nombreuses. L'irritation, l'inflammation en général, le traumatisme sur la séreuse, le contact de l'air au moment des opérations abdominales ont été invoqués. Toutes ces raisons étant très vagues, il faut arriver aux travaux de Müller (1) pour trouver la question posée expérimentalement. Cet auteur, pensant à l'infection, songe à lutter contre ces accidents post-opératoires, en se faisant le défenseur d'une méthode où il préconise l'emploi de solutions antiseptiques dans le péritoine. C'est la présence du liquide antiseptique qui empêche le tissu de néo-formation. De plus, il proscrit les bandages compressifs.

O'Balinsky (2) renverse les idées de Müller par des expé-

---

(1) Müller.— *Deutsche Zeit f. Chirurgie*, 1887.
(2) O'Balinsky.— *Berlin. Klin. Woch.*, 1889, n° 12, p. 231.

riences sur des lapins qui l'amènent à conclure, tout au contraire, que les liquides aqueux sont résorbés très rapidement
et que, loin d'empêcher la formation d'adhérences, ils semblent
les favoriser. Ce sont les liquides oléagineux qui retardent la
formation des adhérences, mais ils provoquent des péritonites
par irritation. En dernier lieu, cette conclusion formelle : c'est
quand on s'abstient d'introduire un liquide quelconque, qu'on
a les résultats les meilleurs au point de vue de la non-formation
des adhérences post-opératoires. Cette idée de l'assèchement
du péritoine dans le cours d'une laparotomie prévenant la production de nouvelles adhérences est celle qui est admise par
la plupart des chirurgiens ; nous la développerons plus loin.

Kelterborn (1) remarque bien, dans des expériences sur les
lapins et sur les chiens, que les adhérences post-opératoires
se forment surtout au niveau des surfaces cruentées ; mais ses
conclusions n'éclairent pas la pathogénie, elles sont à citer au
chapitre de thérapeutique.

Thomson (2) poursuit, en 1891, des expériences en vue de
démontrer que l'adhérence post-opératoire est surtout produite
par l'infection et que la gaze, même aseptique, provoque la
formation de néo-membranes.

De laparotomies entreprises sur chats et lapins pour étudier le mécanisme de formation des adhérences péritonéales à
la suite d'opérations aseptiques, Walthard (3) tire les conclusions suivantes :

Le contact prolongé de l'air atmosphérique avec la séreuse
normale de la cavité abdominale provoque, en desséchant
cette membrane, la mortification de ses couches superficielles
de cellules, lésion qui, même dans des conditions d'asepsie

(1) Kelterborn.— Centralb. für Gynækol., 1890.
(2) Thomson.— Centralb. für Gynækol., 1891, p. 113.
(3) Walthard.— Corresp Blatt. f. schweizer ærzte, août 1893, p. 513.

rigoureuses, doit être envisagée comme le facteur étiologique des adhérences péritonéales.

On doit donc renoncer en principe à l'asepsie sèche et à la méthode habituelle de toilette de la cavité abdominale consistant à assécher et à essuyer le péritoine. On lui substituera, surtout en cas d'opérations longues, l'asepsie humide, méthode en vertu de laquelle on protègera, non seulement le champ opératoire contre l'infection, mais aussi la séreuse contre sa dessiccation par le contact de l'air. Le sang et les autres fluides épanchés dans la cavité péritonéale, au lieu d'être étanchés, seront entraînés par des lavages avec un liquide inoffensif porté à la température de 38 degrés.

Peter Müller (1) fait remarquer que dans les torsions de pédicules des kystes, malgré l'exclusion complète de l'air, on observe des adhérences colossales. Certaines manipulations violentes, en lésant l'épithélium intestinal, ou en provoquant des paralysies locales, peuvent aussi donner lieu à la formation d'adhérences.

Tavel (2) confirme la manière de voir de Müller. Si l'on injecte, dans la cavité abdominale, des matières fécales stérilisées qui ne peuvent agir que mécaniquement, on détermine des adhérences localisées sans trace de péritonite infectieuse. L'irritation mécanique du péritoine joue donc un grand rôle dans la genèse des adhérences. Tavel, en dehors de l'accès de l'air, signale encore les causes suivantes d'adhérences péritonéales : 1° les causes infectieuses démontrées cliniquement et expérimentalement ; 2° les causes chimiques. Ces dernières ont une grande importance dans le volvulus et la pérityphlite, où la filtration du contenu de l'intestin à travers les parois intestinales

(1) Müller Peter. — *Discussion de la Société médico-pharmaceutique de Berne*, Ibid., sept. 1893, p. 388.
(2) Tavel. — *Ibidem.*

donne naissance, sans aucun concours microbien, à une péritonite locale et à la formation d'adhérences.

La même chose s'observe dans les torsions de pédicules par transsudation du contenu du kyste. Les adhérences péritonéales consécutives à l'emploi d'antiseptiques énergiques sont aussi de même nature.

Depuis que Tavel emploie les antiseptiques humides, il n'a plus noté les adhérences qu'il voyait avec les antiseptiques secs ; ses observations cliniques concordent donc parfaitement avec les résultats expérimentaux de Walthard.

Pour éviter ces adhérences post-opératoires, la question est posée au congrès des gynécologues allemands tenu à Munich. Olshausen incrimine l'emploi de l'iodoforme ; Kaltenbach, celui de l'acide phénique ; d'autres, les ligatures et toutes les solutions chimiques plus ou moins fortes qui ont une influence destructive sur le péritoine. Au reste, l'expérimentation n'arrive pas à éclairer beaucoup la pathogénie des adhérences jusqu'à ces dernières années. Non seulement les idées sont multiples, mais souvent elles sont contradictoires.

Maintenant, la question, sans être élucidée, semble mieux limitée. Il est évident que le facteur le plus important dans la production de ces néo-membranes est l'infection. Les expériences toutes récentes de H. Claude (1) le prouvent, et cet auteur montre bien que les foyers inflammatoires microbiens développent des néo-membranes périviscérales qui, chez la femme, peuvent entraîner des adhérences et des vices de position.

Dans un article américain tout récent, paru dans le *An American text book of gynecology*, p. 613, il est dit aussi que : « les adhérences après l'ovariotomie sont grandement influencées

_____

(1) H. Claude. — Société de biologie, 11 juin 1898.

par un état septique ». Cet état septique peut provenir, soit d'un clapier de pus non évacué, soit de la propagation par un lavage abondant d'une certaine quantité de pus à toute la cavité abdominale ; enfin, M. le professeur Forgue (1) met en relief le point le plus délicat et il dit : « L'hémostase attentive est, ici plus qu'ailleurs, la condition de l'évolution aseptique »; puis, citant l'expérience de Waterhouse : « Waterhouse inocule le staphylocoque doré en suspension dans l'eau distillée sans infecter la séreuse ; il y ajoute du sang et l'animal meurt de péritonite. C'est que, pour atteindre cette prolifération massive, qui est la caractéristique de l'infection puerpérale suraiguë, les germes pathogènes ont besoin d'un milieu de culture : le meilleur leur est fourni par le sérum sanguin. Or, il est fréquent de laisser *dans le petit bassin* une certaine quantité de sang : elle vient parfois de l'imperfection des ligatures, faute technique évitable ; elle résulte plus souvent de la rupture des adhérences et des suintements en nappe qui lui font suite. Il importe au plus haut point de mettre la séreuse à sec. »

L'influence des collections sanguines a été mise en relief par l'expérience suivante, plusieurs fois reproduite par M. Tédenat en 1878. Il faisait passer directement le sang d'un chien dans la cavité pleurale ou péritonéale d'un autre chien. Puis il injectait dans le tissu sous-cutané des cultures de staphylocoques ou de streptocoques ; les chiens témoins avaient des abcès et des accidents septiques variables auxquels ils ne succombaient pas, tandis qu'un pyothorax se développait dans la plèvre qui avait reçu du sang, une péritonite purulente dans le péritoine qui en avait reçu.

Mais si le rôle de l'infection est manifestement le premier

---

(1) Forgue et Reclus, 1898.

dans la genèse des adhérences, il faut faire intervenir en
seconde ligne l'emploi des antiseptiques forts qui, eux, par
une irritation d'ordre inverse, pourrait-on dire, font se développer les néo-membranes. Ceci est établi par les travaux de
Graser (1) sur « l'adhérence primitive des surfaces séreuses ».
Nous donnons le résumé très succinct du mémoire de cet auteur, qui se trouve dans ses expériences en accord complet
avec les données d'anatomie pathologique que nous avons
exposées plus haut.

On sait que les surfaces séreuses, lorsqu'elles ont été sou-
mises à une cause d'irritation, contractent rapidement des
adhérences dans leurs points de contact réciproque, grâce à
l'interposition d'une substance unissante, le plasma de la
fibrine. Quelle est l'origine de cette substance ? Un fait certain,
c'est que le dépôt de fibrine ne se produit que lorsque l'endothélium de la séreuse a été lésé par une action physique ou
chimique. Alexandre Schmitt avait, il y a longtemps déjà, for-
mulé l'opinion que la fibrine ne se forme que dans les points
où les cellules sont en voie de destruction. Si l'on examine
des coupes de séreuses en contact réciproque tout au début
du phénomène de l'exsudation fibreuse, on constate que la
fibrine apparaît tout d'abord à la surface des cellules endothéliales sous la forme de fines aiguilles, d'espèces de cristaux
dirigés perpendiculairement à la surface de ces éléments.
D'autre part, les cellules endothéliales subissent une altération manifeste, elles augmentent de volume et tendent à se
détacher de la surface, tandis que le noyau disparaît peu à
peu.

Des recherches de l'auteur, il résulte que c'est la nucléine
du noyau qui est chargée de fournir la sécrétion de la fibrine.

_____

(1) Graser. — 24° Congrès de la Soc. allemande de Chirurgie tenu à
Berlin, en avril 1895, séance du 20 avril, soir.

La séreuse réagit avec une grande sensibilité à toutes les causes d'irritation et ce fait doit être pris en considération dans
les laparotomies ; non seulement, les antiseptiques doivent être
bannis de la chirurgie abdominale, mais on doit, en outre, éviter
le contact prolongé de l'air et se servir de compresses imbi-
bées de la solution dite physiologique de chlorure de sodium.

— Ce rôle de substitution de l'asepsie à l'antisepsie en chirurgie abdominale est un fait acquis, et il nous semble que
l'on ne peut mieux qu'ici entrevoir la complexité des causes
présidant à la formation d'adhérences et allant jusqu'à l'obstruction intestinale. En effet, si l'asepsie sans antisepsie sup-
prime ou tout au moins diminue la production d'adhérences,
l'obstruction intestinale qui reconnaît les brides et les tractus
pour cause première dans la plus grande majorité des cas,
doit se manifester moins fréquemment. Or, la statistique de
Noltschini (1), dans son remarquable mémoire présenté au 12ᵐᵉ
Congrès des Sciences médicales à Moscou sur « la Laparotomie secondaire chez la femme », montre qu'il n'en est rien,
et nous voyons parmi ses conclusions :

1° Les complications dans lesquelles la laparotomie secondaire a été faite et se fait présentement sont : l'iléus, l'hémorragie interne consécutive, la compression des uretères et la
péritonite généralisée ;

2° Si l'étiologie des trois dernières affections est suffisam-
ment élucidée, celle de la formation des adhérences et de leur
résultat définitif — l'iléus — n'a pas été expliquée expérimentalement ;

3° La substitution de la méthode aseptique à l'antiseptique
n'a pas diminué le nombre des cas d'iléus.

Les adhérences post-opératoires viennent souvent de la

_____

(1) Noltschini. — *Annales de gynécologie*, 1897.

reformation d'adhérences anciennes, anté-opératoires, si l'on peut ainsi dire, qui ont été provoquées par des traitements intempestifs, et cette idée exprimée dans l'*American text book of gynecology*, page 128, tendrait à montrer l'effet nuisible du traitement électrique. « C'est une opinion fort répandue parmi les gynécologues américains que l'électricité appliquée aux myomes utérins provoque souvent des adhérences. Il n'est pas nécessaire pour cela, qu'elle ait déterminé des accidents péritonitiques nets. Quoi qu'il en soit, à cause de ces adhérences, les chirurgiens redoutent les fibromes qui ont été longtemps soumis aux courants continus. »

Après les opérations gynécologiques, ce qui est le plus fréquent, c'est l'adhérence du pédicule de l'organe excisé au péritoine ; aussi, nous nous attacherons plus loin à montrer quel est le moyen qui peut les écarter et quel est sa valeur.

Malgré toutes les précautions, comme le disent Labadie-Lagrave et Legueu (1), les adhérences post-opératoires sont, dans certains cas, inévitables ; une surface adhérente a été dissociée et cruentée, les adhérences sont à peu près fatales à ce niveau et il en résultera dans l'avenir des phénomènes douloureux persistants et même des troubles fonctionnels.

---

(1) Labadie Lagrave et Legueu. — *Traité médico-chirurgical de gynécologie*, 1898.

CHAPITRE III

PHÉNOMÈNES DOULOUREUX. — TROUBLES FONCTIONNELS

Il est bien difficile de séparer nettement, comme semble l'indiquer l'en-tête de ce chapitre, les différents symptômes de la complication qui nous occupe.

En réalité, nous avons affaire à une sorte de gamme croissante dont le début consiste en douleurs légères et dont le terme ultime est un obstacle absolu au bon fonctionnement des organes. Nous voulons surtout faire ressortir la façon sous laquelle se présentent le plus souvent, soit uniquement les réflexes douloureux, soit les troubles organiques seuls, ou bien ces deux phénomènes pathologiques alliés ensemble.

Pour cela, nous passerons en revue les organes abdominaux qui en sont le siège.

Les symptômes dépendent de la forme de l'adhérence, de sa dimension, de ses insertions et du laps de temps qui s'est écoulé depuis sa formation.

Nicaise (1), dans une étude sur les *adhérences péritonéales douloureuses*, distingue deux groupes de néo-membranes : le premier, comprenant les adhérences *récentes* sous la dépendance d'une inflammation aiguë ; le second, les adhérences *anciennes* parmi lesquelles il faut distinguer :

---

(1) Nicaise. — *Revue de chirurgie*, 1894.

a) Les adhérences formées par un tissu celluleux mince et lâche ;

b) Les adhérences filamenteuses allongées formant des brides et des anneaux, mais ne tenant pas les parties en contact immédiat ;

c) Les adhérences intimes plus ou moins étendues qui soudent les parties entre elles.

Ces variétés intéressent au point de vue de l'intervention.

Les douleurs que peuvent développer les adhérences post-opératoires sont des plus variées et cela suivant le siège qu'elles occupent. L'on peut en rencontrer dans toutes les parties de la cavité abdominale et pelvienne, mais il est établi que les douleurs des adhérences pelviennes sont beaucoup plus intolérables ; et cela se comprend par la gêne et les tiraillements incessants produits dans le petit bassin sur ces tissus pathologiques.

On pourrait s'étonner que, parlant d'opérations gynécologiques, nous citions les adhérences à des organes aussi éloignés que l'estomac ou la vésicule biliaire, mais les cas se sont produits, et ceci montre que la topographie des adhérences n'est soumise à aucune règle. A propos du cancer de l'estomac, Delebut (1) a dressé un tableau de toutes les variétés de siège rencontrées dans les cas qu'il a étudiés. Il a trouvé l'estomac uni à la fois ou isolément, suivant les cas, au foie, au côlon, au duodénum, au pancréas, à la rate, à la paroi abdominale, plus rarement au diaphragme, à la colonne vertébrale, au bassin et à la capsule surrénale. Ainsi peuvent s'irradier jusqu'au foie ou à l'estomac, les néo-membranes partant, par exemple, d'un pédicule d'ovariotomie.

Nous allons étudier rapidement les symptômes gastriques et

_____

(1) Delebut. — Thèse de Paris, 1889.

hépatiques, puis nous insisterons sur les symptômes intestinaux, de beaucoup les plus fréquents ; nous dirons quelques
mots des douleurs pelviennes.

I. — Symptômes gastriques

Les adhérences se fixant sur l'estomac ont été bien étudiées
par M. Bouveret (1), et voici ce qu'il rapporte au sujet de la
périgastrite chronique : « Les troubles fonctionnels de l'esto-
» mac ne sont rien moins que caractéristiques ; ils le sont si
» peu qu'ils ont pu être attribués à une simple dyspepsie ner-
» veuse. Ce sont des sensations pénibles de pesanteur ou de
» constriction à l'épigastre ; des douleurs sourdes, profondes,
» après le repas, au moment du péristaltisme stomacal ; quel-
» ques vomissements irréguliers, le plus souvent composés
» d'un peu de mucus ».

Lorsqu'il existe des adhérences stomacales, la douleur est
un fait constant, bien qu'elle n'affecte pas toujours les mêmes
caractères. En général, c'est plutôt une sensation pénible
de plénitude, de pesanteur d'estomac après l'ingestion
des aliments. Toutefois, lorsque la surface adhésive est assez
étendue et que le tractus est plus résistant, l'estomac est
tiraillé, déplacé, dilaté mécaniquement et la douleur développée est intolérable : c'est ce qui se produit lorsque l'estomac est déjà le siège d'altérations pathologiques et que la
greffe de l'adhérence, à ce niveau, est toute favorisée. La douleur, localisée chez telle malade, est plus ou moins irradiée chez
une autre ; le maximum d'intensité peut se présenter à la
région pylorique, et la sténose est à craindre amenant l'amaigrissement et la faiblesse progressive.

---

(1) Bouveret. -- *Maladies de l'estomac*, Paris 1893.

Mayo Robson, de Leeds (1), a communiqué les observations de deux malades qu'il a opérées avec succès pour une dilatation de l'estomac, accompagnée de douleurs internes siégeant à l'épigastre et à l'hypocondre droit, et ayant amené un amaigrissement extrême. Dans ces deux cas, l'auteur, après avoir fait la laparotomie, s'est trouvé en présence d'adhérences pyloriques qu'il a disséquées. Chez l'un des malades, ces adhérences avaient été provoquées par des calculs biliaires ; chez l'autre, elles étaient dues à un ulcère de l'estomac. L'opération consista à détacher les adhérences qui obstruaient le pyloro. La dilatation de l'estomac disparut rapidement.

Parker (2) cite Rosenheim (3), comme ayant détruit des adhérences entre l'estomac et le foie, dans un cas de grave gastralgie. Hann (4) rompit des adhérences unissant le côlon à l'estomac.

Courdy (5) attribue à l'épiploon adhérant à l'estomac les tiraillements de cet organe, produisant de la douleur, de la perte d'appétit, du manque de forces, des nausées, des vomissements, surtout après les repas, lorsque l'estomac se trouve rempli d'aliments, forçant les malades à se courber en avant.

Nous ne nous étendrons pas plus longuement sur les symptômes gastriques et nous terminerons en citant ces paroles de Terrier (6), à propos de l'intervention chirurgicale dans certains cas d'adhérences de l'estomac aux organes voisins :
« Les adhérences peuvent déterminer des accidents très

(1) Mayo Robson. — *Soc. clin. de Londres*, Séance du 13 octobre 1893.

(2) Parker. — *Annals of surgery*, 1896.

(3) Rosenheim. — *Ibid*.

(4) Hann. — *Ibid*.

(5) Courdy. — Thèse de Paris, 1877.

(6) Terrier. — *Semaine médicale*. 1894, p. 512.

» graves : c'est là un fait bien connu des chirurgiens, et *il*
» *m'est arrivé plusieurs fois d'être obligé de libérer des adhé-*
» *rences consécutives à des laparotomies faites par moi.* J'ai
» eu, tout dernièrement encore, l'occasion d'intervenir
» dans mon service pour un fait de ce genre, afin de remédier
» à des *accidents douloureux* et à des *troubles digestifs* assez
» accusés. »

II. — Symptômes hépatiques

Les troubles hépatiques se traduisant par les symptômes
des coliques hépatiques, et les troubles de la vésicule biliaire
faisant apparaître des coliques vésiculaires, sont traités de
façon magistrale par Leunander (1), dans son mémoire sur
« *les opérations sur les voies biliaires, remarques sur la forma-*
» *tion d'adhérences dans la région supérieure de la cavité*
» *abdominale.* » Mais les faits cités n'ont pas de rapport avec
les adhérences post-opératoires. Il s'agit d'adhérences primi-
tives, et nous n'avons pas trouvé de relations d'adhérences à la
vésicule biliaire après laparotomie. Néanmoins, il est rationnel d'admettre leur fixation à cet organe, pour les mêmes raisons
pathogéniques que nous avons indiquées plus haut. Donnons
les remarques de M. le professeur Tédenat, à propos des adhérences à la vésicule : « Dans les douleurs coïncidant avec des
adhérences formées autour des voies biliaires, il faut, de l'avis
de M. Tédenat, tenir compte de la distension possible de la
vésicule biliaire. M. Tédenat faisait cette remarque à l'occasion
d'un homme de 30 ans, entré en juin 1898, dans son service,
pour des douleurs occupant l'épigastre et le flanc droit, et
datant de 5 ou 6 mois. Ce malade, très amaigri, cachectique,
vomissant, avait un ictère très intense et les matières fécales

---

(1) Leunander. — *Wienn. klin. Wochenschrift*, 1893.

étaient absolument décolorées comme la sciure de bois.
M. Tédenat fit une *cholécystentérostomie* qui réussit parfaitement, et dès le jour où la bile très visqueuse passa librement
dans l'intestin, les douleurs cessèrent ; le malade put se nour-
rir, l'ictère diminua progressivement, mais le malade succomba
deux mois plus tard, aux suites d'un cancer développé dans la
partie inférieure du canal cholédoque et qui était la cause de
l'obstruction des voies biliaires. Au cours de l'opération, on
constata quelques adhérences de la vésicule avec le petit épiploon. — Dans une leçon clinique faite à l'occasion de ce cas,
M. Tédenat nous cita un cas de *cholécystoduodénostomie* qu'il
avait pratiquée pour une obstruction dépendant d'adhérences
autour d'un ganglion caséeux. Ce ganglion fut curété, les
adhérences en partie déchirées ; le malade eut une bonne guérison et, 2 ans après, en août 1897, il jouissait d'une santé
passable, bien que, de temps en temps, il eût quelques tiraillements douloureux après le repas. Dans ce cas, comme dans le
précédent, la vésicule biliaire était dilatée. Dans ces deux
opérations, M. Tédenat a employé les sutures en surjet. »

Nous citons au chapitre IV une observation d'adhérences
survenues à la suite d'infection puerpérale et non à la suite de
laparotomie (nous tenons à le bien souligner ; mais, enfin, ici,
la cause est toujours l'infection) qui, en résumant le tableau
symptomatique, montre la difficulté du diagnostic et les résultats de l'intervention.

III. — Symptômes intestinaux

Ils sont de divers ordres et nous allons les analyser en étu-
diant d'abord les douleurs légères, les troubles passagers des
fonctions digestives, pour arriver, par une sorte de crescendo,
à montrer les manifestations des cas les plus graves, dans
lesquels il y a obstacle complet au cours des matières.

Tout d'abord, indiquons le cas de Churchill (1), où des adhérences intestinales, même étendues, ne donnaient lieu à aucun
phénomène douloureux ni à aucun trouble.

« Une femme de 23 ans portait, au côté gauche, une tumeur
» du volume d'une tête d'adulte, mobile et donnant un son mat
» à la percussion; *aucun trouble*. Diagnostic : tumeur de
» l'ovaire. On opère ; on trouve l'épiploon épaissi (1 cent. 1/2) ;
» masse d'intestins adhérents entre eux. On rompt les adhé-
» rences, on suture l'abdomen. Guérison opératoire et dispari-
» tion de la tumeur ».

Cependant la règle est qu'un tissu de néo-formation, anor-
mal, pathologique, par le fait qu'il unit des surfaces éloignées
l'une de l'autre, par le fait qu'il détruit les rapports normaux,
est une cause de gêne, une cause de douleurs. D'où l'on comprend quelle est la nature des sensations douloureuses suivant
la sensibilité du tissu sur lequel s'implante l'adhérence, suivant la région où elle s'insère.

Après les opérations gynécologiques, les observations que
nous avons recueillies en font foi, les adhérences les plus com-
munes sont celles qui vont du pédicule des organes génitaux
excisés à l'intestin. Or, l'intestin est un organe qui, sous une
influence d'irritation quelconque, est tout disposé à réagir en
provoquant des réflexes douloureux, réflexes s'irradiant dans
la cavité abdominale, réflexes non localisés. De là, ces douleurs vagues qui rendent aux malades la vie insupportable.
Mais souvent, à ce degré, il n'existe qu'une adhérence étendue,
mince, qui, exagérant le nervosisme de l'opérée, trompe le
chirurgien sur la conduite à tenir. Il faut se garder d'intervenir de suite ; car, sait-on si l'on a affaire à une adhérence, ou
bien si la douleur n'est pas due à une autre cause ? M. le pro-

---

(1) Churchill. — *Traité des maladies des femmes*, in Nicaise, *loc. cit.*

3

fesseur Forgue (1) met en garde contre l'intervention trop hâtive
et il dit : « La persistance ou le retour de l'état douloureux,
» continuant l'invalidité de la malade, équivalent à un échec.
» Mais ici, il faut distinguer et patienter : patienter, parce qu'il
» est des formes légères de douleur, au niveau des pédicules,
» avec quelque pesanteur dans les reins et dans le bas-ventre,
» quelques mictions fréquentes qui s'amendent vite après quel-
» ques semaines ou quelques mois ; parce que, d'autres dis-
» paraissent spontanément après douze mois, dix-huit mois,
» deux ans au plus, comme persistent, comme dit Tait, les
» projections périphériques douloureuses qui suivent l'ampu-
» tation d'un membre depuis longtemps enflammé ».

La douleur comme signe unique est donc un symptôme
inconstant et surtout variable. Parfois d'une violence extrême,
elle n'est révélée, d'autres fois, que par la pression ou, comme
dans l'observation de Churchill, elle n'existe pas.

Un signe plus sérieux dans la gradation des accidents, qui
indique un plus grand danger, c'est la localisation de cette
douleur. Le plus fréquemment, elle se fait au creux épigastrique, les vomissements arrivent et l'on constate l'absence
d'émission des gaz. L'estomac se distend progressivement
ainsi qu'une partie de l'intestin. C'est là le début de l'occlusion intestinale dont un symptôme précieux est la douleur à l'épigastre indiquant la distension stomacale. Avec
l'absence d'évacuation de gaz, se produit l'arrêt complet des
matières. Le ventre se ballonne, le pouls devient petit, plus
fréquent et irrégulier, l'anurie survient, l'occlusion intestinale
est constituée. Nous verrons, dans les observations citées, de
quelles diverses manières se rencontrent, dans ces occlusions,
les brides, étranglements en anneaux et membranes adhésives.

---

(1) Forgue et Reclus.— *Traité de thérapeutique chirurgicale*, 1892.

L'occlusion intestinale est le terme ultime des accidents occasionnés par les adhérences post-opératoires ; mais bien qu'elle soit la complication la plus fréquente de ces adhérences, il ne rentre pas dans le cadre que nous nous sommes imposé de la traiter spécialement. Nous verrons plus loin les conseils admis pour éviter, autant que possible, de la produire.

IV. — DOULEURS PELVIENNES

Il nous faut citer les symptômes douloureux localisés dans le petit bassin. Ici, il s'agit d'adhérences se développant au niveau des surfaces cruentées du pédicule après hystérectomie ou ovariotomie, adhérences courtes, solides, prenant un ferme point d'appui, autant sur le moignon que sur les parois du petit bassin. On comprend la douleur violente, intolérable, procurée en toute occasion à la malade. Mais il est évident qu'il faut un temps assez long pour permettre à des adhérences minces et récentes de se développer en épaisseur et devenir d pareils tractus conjonctifs ; aussi ces douleurs vives ne se pr duisent-elles pas de suite après la laparotomie Il y a d'abord une impression de pesanteur dans le bas-ventre, puis quelques douleurs sourdes, suivant la position occupée par la malade. On voit ainsi la difficulté du diagnostic.

Les adhérences au petit bassin avec douleurs permanentes se produisent suivant diverses causes, dont voici quelques-unes énumérées par M. le professeur Forgue (1) : « Ici, l'opération » est restée incomplète, laissant en place des morceaux ova-» riens perdus dans la densité des adhérences, ou respectant » le tronçon interne de la trompe qui devient l'origine d'un » kyste fallopien interstitiel, que Tait a trois fois traité par

---

(1) Forgue et Reclus. — *loc. cit.*

» la *relaparotomie* avec un succès complet et pour lequel
» Le Dentu s'est contenté de la dilatation utérine ; ailleurs ce
» sont des reliquats inflammatoires qui continuent une sourde
» réaction péritonéale ; chez d'autres opérées, les douleurs
» sont dues à l'entérocèle adhésive du petit bassin, une ou
» plusieurs anses intestinales étant retenues captives dans le
» cul-de-sac postérieur et restant susceptibles, nous dit Doléris,
» de donner naissance à des poussées exsudatives légères. »

CHAPITRE IV

OBSERVATIONS

Nous publions au début neuf observations et résultats inédits dus à l'obligeance de M. le professeur Tédenat et recueillis dans son service.

OBSERVATION PREMIÈRE
(Inédite)
Service de M. le professeur Tédenat

Mme X..., 33 ans, souffre depuis deux ans dans le bas-ventre. Au mois de septembre 1896, ablation des annexes gauches. Peu de temps après, la malade souffre dans le bas-ventre et la région lombaire. Les douleurs sont très pénibles, elles résistent à tous les sédatifs. La malade entre en juin 1897 dans le service de M. Tédenat, qui, par l'exploration combinée, affirme qu'il perçoit l'existence des annexes des deux côtés. La malade maintient qu'elle a subi l'excision des annexes gauches. M. Tédenat fait la laparotomie, trouve les annexes droites légèrement enflammées et les enlève. Du côté gauche, il trouve les deux tiers internes de la trompe prolabés dans le Douglas. A l'extrémité du moignon adhère un bloc d'épiploon du volume d'une noix, sclérosé par l'inflammation chronique et se continuant avec une corde épiploïque tordue et épaissie elle-même. L'épiploon est sectionné, bordé de péritoine à la façon de Laroyenne. La trompe est excisée ras, l'utérus est enfoui sous une suture péritonéale. La malade quitta l'hôpital guérie.

Observation II

(Inédite)

Service de M. le professeur Tédenat

Ablation des annexes gauches. Douleurs persistantes et qui vont croissant. Laparotomie secondaire neuf mois après. Un bloc d'épiploon adhère au moignon de la trompe, il est réséqué, les douleurs disparaissent.

Observation III

(Inédite)

Service de M. le professeur Tédenat

Ovario-salpingectomie gauche. Persistance des douleurs. Laparotomie secondaire. Bride épiploïque chroniquement enflammée adhérant au moignon des annexes excisées. Libération de la bride ; ignipuncture de trois petits kystes de l'ovaire droit. Guérison.

Observation IV

(Inédite)

Service de M. le professeur Tédenat

Marie B..., 22 ans, accouche en juin 1890. Quelques semaines après ses couches, douleurs dans le bas-ventre, les reins, augmentées quand la malade va à la selle, plus vives dans les jours qui précèdent les règles.

Le 30 novembre 1897, la malade entre au n° 24 de la salle

Desault. M. Tédenat pratique l'ablation des annexes gauches ;
la trompe est bosselée, son extrémité est close, un peu distendue par du pus. Adhérences du pavillon à l'ovaire, qui contient
quelques microcystes purulents.

La malade quitte l'hôpital dans les premiers jours
de janvier. Quelques semaines après, elle souffre de nouveau, surtout du côté gauche. En mai 1898, elle rentre
salle Desault. M. Tédenat constate une saillie légère sur
laquelle la pression est très douloureuse dans le cul-de-sac
latéral gauche. Pas de douleurs du côté droit. Laparotomie
secondaire. Une bride épiploïque, terminée par un bloc d'épiploon sclérosé, adhère à la fois à la corne utérine et à la paroi
pelvienne postérieure. Cette bride est excisée. Le moignon est
recouvert de péritoine. Les annexes du côté droit, à peu près
saines, sont conservées après ignipuncture de quelques microcystes. Guérison. Cette malade n'était pas une nerveuse.

OBSERVATION V

(Inédite)
Service de M. le professeur Tédenat

Kyste inclus dans le ligament large gauche. L'appendice
iléo-cæcal très allongé est fixé par des adhérences rayonnan-
tes à la partie antéro-gauche du kyste. Douleurs vives.

OBSERVATION VI

(Inédite)
Service de M. le professeur Tédenat

Rose V..., 45 ans, entre au numéro 6 de la salle Desault, le
24 janvier 1898. Le 2 juin 1889, un kyste papillaire de l'ovaire
droit est enlevé. Guérison après quelques jours de fièvre. Depuis
trois mois, douleurs lancinantes dans la fosse iliaque droite

avec constipation. Une tumeur est alors aperçue dans la partie inférieure du bas-ventre, un peu à gauche de la ligne médiane. Quand la malade entre à l'hôpital, les douleurs sont vives, l'appétit diminué, la tumeur remonte à l'ombilic et bien qu'ayant dépassé la ligne médiane à droite, elle est surtout développée à gauche. M. Tédenat fait la laparotomie le 27 janvier 1898. C'est un kyste papillaire inclus dans le ligament large. L'appendice iléo-cœcal, long de seize ou dix-sept centimètres, se dirige en bas et à gauche et vient adhérer sur la partie inférieure gauche du kyste. Il est réséqué à son origine sur le cœcum. Guérison par réunion immédiate ; mais, trois mois plus tard, la malade revenait trouver M. Tédenat pour une ascite dépendant de masses néoplasiques remplissant tout le ventre. Deux mois plus tard, elle succombait cachectique.

OBSERVATION VII

(Inédite)

Service de M. le professeur Tédenat

A l'occasion d'une hystérectomie abdominale totale pour un myome du poids de six kilos et très douloureux, par suite probablement d'adhérences des annexes gauches enflammées avec la tumeur et avec la paroi pelvienne, M. Tédenat nous disait que presque tous les myomes douloureux s'observaient chez des femmes ayant des annexites avec adhérences.

La malade à laquelle nous faisons allusion est sortie de l'hôpital le 8 novembre et a repris ses occupations. Les souffrances ont complètement disparu.

Observation VIII
(Inédite)
Service de M. le professeur Tédenat

M. Tédenat nous citait aussi l'observation d'une femme de 33 ans, qui lui fut adressée par M. le docteur Chaliès au mois de mai 1897, pour un fibrome bosselé du volume des deux poings, très hémorragique et provoquant des souffrances telles que la malade était condamnée à un repos complet et absorbait une grande quantité de morphine. Avec l'aide de M. de Rouville, M. Tédenat fit l'ablation des annexes, qui étaient enflammées et adhéraient à la paroi antérieure du rectum ; la malade était guérie au quinzième jour. Depuis lors, aménorrhée complète, régression très accentuée du myome, disparition complète des douleurs.

Observation IX
(Inédite)
Service de M. le professeur Tédenat

Il y a quelques jours, nous avons assisté à une opération d'hystérectomie vaginale pratiquée par M. Tédenat chez une femme de 23 ans, ayant eu deux accouchements réguliers.

Cette femme était épuisée par des hémorragies permanentes depuis un an, augmentant beaucoup à la période menstruelle et par de violentes douleurs occupant le bas-ventre, les reins, devenant très vives et presque syncopales à chaque défécation. Les annexes droites étaient enflammées ; bosselure de la trompe, tractus fibreux tubo-ovariens. Quant aux annexes gauches, leur décollement fut très pénible. La trompe gauche était distendue par une collection purulente du volume d'une grosse noix et un morceau d'épiploon lui adhérait. Les suites opératoires ont été favorables, mais l'avenir seul nous renseignera sur l'influence de l'opération sur les douleurs.

En effet, les cas ne sont pas rares où, après l'ablation complète des annexes par la voie vaginale, les malades continuent à souffrir.

Il en est ainsi quand des adhérences anciennes et très étendues unissent les annexes à l'épiploon ou à la paroi pelvienne ; dans ce cas on laisse fatalement des surfaces cruentées étendues qui sont l'occasion de nouvelles adhérences.

OBSERVATION X

(W. Easterly Ahston, *The Medical News*, 1892. — Rés. in *Arch. gén. de Méd.*, 1893, observation rapportée par Ahern.)

Laparotomie pour un kyste énorme de l'ovaire droit. Adhérences.

Symptômes d'occlusion intestinale. Réouverture le neuvième jour. Adhérences intestinales avec couduro au niveau du pédicule. *Guérison.*

OBSERVATION XI

(*In* mémoire précité de W. Easterly Ahston).

Laparotomie pour un kyste de l'ovaire adhérent au péritoine pariétal.

Symptômes d'occlusion intestinale. Réouverture le vingtième jour. On détache une anse d'intestin adhérente au niveau de la surface cruentée. *Guérison.*

Observation XII

(C. Jacobs, *Bull. de la Soc. Belge de gynécologie*, 1889).

Rétroflexion adhérente.
18 juillet 1889. — Laparotomie. Double salpingectomie. Tamponnement pour arrêter hémorragie.
19. — T. 36°8. Vomissements. Douleurs abdominales. Nouvelle laparotomie pour retirer les tampons.
20. — Pas de fièvre. Symptômes d'occlusion intestinale très prononcés. Troisième laparotomie. On détache une adhérence de l'S iliaque avec coudure au niveau du pédicule droit.
Guérison consécutive.

Observation XIII

(Olhausen, *Die Krankeiten der ovarien*, Stuttgard, 1886.)

Ovariotomie. Tumeur de 20 kilogrammes.
15° jour. — Premiers symptômes d'occlusion intestinale.
21° jour. — Deuxième laparotomie. Adhérence intestinale et coudure au niveau du pédicule ayant déterminé l'occlusion.
Guérison rapide.

Observation XIV

(Léopold, *Dreisig Laparotomien*, mai 1879.)

Ovariotomie double.
Mort le sixième jour. La malade avait présenté tous les symptômes d'une occlusion intestinale. Mort sans intervention secondaire six jours après l'opération.
Autopsie. — Pas de péritonite. Soudure intime du gros intestin avec les deux pédicules et coudure à leur niveau.

OBSERVATION XV

(Skutsche, *Corresp. des allgem. aerz. Ver. von Tubrigen*, 1880.)

Kyste de l'ovaire droit. Ovariotomie.

Mort le quatrième jour. La malade avait présenté des symptômes d'occlusion intestinale.

Autopsie. — Adhérence de l'intestin grêle au niveau du pédicule cruenté et couture à ce même niveau.

OBSERVATION XVI

(Lucas Championnière, *Annales de gynécologie*, 1892.

Ovariotomie. Bon état pendant huit jours.

Premiers signes d'obstruction au neuvième jour. Deuxième laparotomie à la soixante-douzième heure du début de l'occlusion. On trouve des anses intestinales englobées dans un tissu fibreux dense et adhérentes à l'épiploon.

Libération des adhérences. *Guérison.*

OBSERVATION XVII

(Lucas Championnière, *In* Thèse de Collas.)

Ovariotomie pour kyste de l'ovaire adhérent. Déchirures épiploïques.

Mort le septième jour.

Autopsie. — L'épiploon déchiré s'était accolé à une anse d'intestin grêle, à 1 centimètre au-dessus de la valvule de Beauhin, et cette anse tordue sur son axe avait déterminé une occlusion intestinale complète.

Observation XVIII

(Lucas Championnière, *In* Thèse de Collas.)

Femme de trente-cinq ans.

Kyste multiloculaire adhérent. Ovariotomie avec larges résections épiploïques :

Dix-sept jours après, deuxième laparotomie pour symptômes d'occlusion intestinale.

On détache quelques anses d'intestin adhérentes aux sections épiploïques.

Deux heures après, selle. *Guérison.*

Observation XIX

(Terrillon, *Annales de Gynécologie*, 1892.)

Ablation d'un gros fibrome de 14 kilogrammes.

Neuf mois après la laparotomie, symptômes d'occlusion intestinale à marche aiguë.

Deuxième laparotomie. On trouve des anses intestinales comprimées par un gâteau épiploïque et adhérentes à lui. On les libère.

Guérison consécutive.

Observation XX

(Ernst Sonntag, *Berlin. Klin. Woch.* décembre 1887.)

Double ovariotomie pour accidents dysménorrhéiques. Réunion par seconde intention de la suture tégumentaire. Neuf mois après, accidents d'occlusion intestinale chronique.

Laparotomie nouvelle. Paquet d'épiploon soudé au péritoine pariétal et ayant entraîné des anses intestinales qui se sont aplaties et coudées. Excision de la cicatrice et ablation d'une masse épiploïque.

Guérison consécutive.

Observation XXI

(Gouilloud, recueillie dans le service de Laroyenne. *In* Thèse de Tuja. Lyon 1894.)

Malade âgée de vingt-huit ans.

Pyosalpinx gauche.

Extirpation par le vagin. Pince courbe à demeure sur le pédicule. Mèche de gaze iodoformée introduite comme drainage dans la cavité abdominale.

Troisième jour. — T. 39°5. Etat très alarmant. Symptômes d'occlusion intestinale.

Cinquième jour. — T. 39°7. Mort.

Autopsie. — A 30 centimètres au-dessus du cæcum, intestin grêle distendu ; gros intestin et cæcum affaissés.

Les 30 centimètres d'intestin grêle affaissés correspondent à une anse qui plongeait dans le petit bassin et devait être adhérente à la mèche de gaze iodoformée qui tient également à des appendices graisseux.

Observation XXII

(*Ibidem.*)

Dans un autre cas de M. Gouilloud, l'ablation de la mèche d'un Mickulicz, établi après extirpation d'un double pyosalpinx, amena à sa suite un lambeau d'épiploon qu'il fallut réséquer. La malade guérit.

OBSERVATION XXIII

(*Ibidem.*)

Veuve L..., entrée dans le service de M. le professeur Laroyenne, le 11 décembre 1889, vingt-six ans.

4 février 1890. — Ablation d'annexes pour salpingite double, douloureuse, entraînant incapacité de travail.

Mickulicz intra-abdominal.

5. — T. 38°6 le matin, 38°8 le soir. Pouls difficile à compter. Vomissements. Crises hystériques. Pas de selles, pas de gaz.

6. — T. 39°2 le matin, 38°4 le soir. Pouls très inégal, impossible à compter. Facies grippé. Un peu de ballonnement du ventre ; vomissements liquides.

7. — T. 38°2 le matin, 38°1 le soir. Vomissements continuels. Pas de selles, pas de gaz.

8. — T. 39°2 le matin, 37°7 le soir.

9. — T. 38°6 le matin, 38°9 le soir.

Pendant ces derniers jours, les vomissements continuent et il n'y a toujours ni selles ni gaz.

10. — Mort.

Autopsie. — Météorisme énorme, mais pas de liquide dans le ventre, pas de pus, pas de fausses membranes. Donc, pas de péritonite, malgré l'hyperthermie qui a été constatée.

Le Mickulicz est vu en place. Une anse intestinale croisant transversalement sa face supérieure lui adhère ; son volume n'atteint pas celui d'une anse normale. Au-dessus d'elle, dilatation extrême de tout l'intestin grêle.

Couture avec angle bien net au niveau du bout supérieur de l'anse adhérente. 20 centimètres plus loin, autre point où l'intestin est encore coudé, bleuâtre. Peut-être y avait-il encore là quelque adhérence.

Le premier coude se trouve à 50 centimètres au-dessus de la valvule iléo-cœcale. Le gros intestin est absolument aplati.

OBSERVATION XXIV

(Müller, *Deutsche Zeit. f. chirurgie*, 1887.)

Ovariotomie pour kyste de l'ovaire.

Symptômes d'étranglement consécutifs. Deuxième laparotomie le dixième jour. Mort.

A l'*autopsie*, bride péritonéale aplatissant l'intestin.

OBSERVATION XXV

(*Ibidem*).

Femme de vingt-cinq ans.

Énorme kyste de l'ovaire adhérent à la paroi abdominale antérieure et à l'intestin.

A la suite de l'ovariotomie, la paroi abdominale antérieure contracta des adhérences avec la paroi abdominale postérieure.

Apparition de symptômes d'étranglement pendant la quatrième semaine consécutive à l'opération. Deuxième laparotomie ; *mort* quelques heures après dans le collapsus.

On trouve en un point un intestin chevauchant sur des brides et à calibre totalement effacé.

OBSERVATION XXVI

(*The British Journal*, 1889-1890.)

Laparotomie pour maladie de la trompe.

Réouverture secondaire de l'abdomen pour symptômes d'occlusion.

Une bride épiploïque, sur laquelle est venue chevaucher l'intestin, a constitué l'étranglement. Section de la bride et *guérison consécutive*.

Observation XXVII

(Legueu, *Bull. méd.*, 26 sept. 1894.)

Kyste uniloculaire de l'ovaire. Opération simple. Peu après, symptômes d'occlusion intestinale.

Réintervention. — On défit les points de suture de la paroi et on agrandit l'ouverture abdominale. On vit que le gros intestin était dilaté à droite, aplati à gauche, et que c'était dans le voisinage de la rate que devait se trouver l'obstacle. Mais on ne put le définir ; la malade mourut quelques heures après l'intervention.

L'*autopsie* révéla à la partie postéro-inférieure de la rate des brides dures et épaisses qui reliaient la rate au méso-côlon transverse et une des brides, plus volumineuse, aplatissait le côlon descendant.

Observation XXVIII

(*In* thèse Naoumoff. — Montpellier 1896)

M. V..., âgée de 38 ans, entre dans le service de M. le professeur Dubrueil, le 25 juin 1893. Enfant, elle fut scrofuleuse et malingre et eut, à l'époque de sa puberté, de multiples adénopathies cervicales dont quelques-unes suppurèrent. Du côté de l'hérédité nous ne relevons rien digne d'être noté. Elle a été réglée à 14 ans. Les mois sont abondants, la durée normale ; mais le premier jour de la fluxion, la malade éprouve toujours des douleurs assez fortes sous forme de coliques. Ces douleurs n'ont jamais cessé.

Mariée à 19 ans, elle a eu trois grossesses à terme. Au premier accouchement, elle a eu une déchirure du col. Au suivant, il y eut inertie utérine, qui entraîna une longueur extrême dans le travail et des hémorragies menaçantes. Enfin, le dernier fut suivi de fièvre puerpérale. La malade resta deux mois au lit et eut une péritonite très grave. Ces accidents remontent à huit ans.

Depuis le premier accouchement, la malade a constamment eu, peu ou prou, des pertes blanches. Un an après cet accouchement, notre patiente est reçue à la clinique gynécologique, où elle est soignée pour une rétroversion. A sa sortie, on lui prescrit un pessaire et une ceinture hypogastrique. Grâce à ces moyens, elle se trouva fortement soulagée et put reprendre ses occupations.

Pendant cinq ans, elle ne souffre plus.

L'affection génitale s'était donc considérablement améliorée et semblait même guérie, lorsqu'au mois de mai dernier, les règles, qui étaient régulièrement venues, se supprimèrent brusquement, après deux jours de durée, à la suite d'une violente frayeur. L'écoulement reparut quelques jours après, mais il s'accompagnait de douleurs extrêmement vives, s'irradiant dans les flancs, les reins et jusque dans les cuisses. Il y eut des vomissements et de la fièvre.

Cet orage inflammatoire dure environ quinze jours et laisse après lui un état douloureux fort gênant. Elle souffre des reins, ressent profondément dans le bassin de la pesanteur et de la gêne. Les garde-robes sont douloureuses, il y a des coliques, des épreintes, des faux besoins ; la constipation est tenace, et ce n'est qu'à l'aide de lavements que la malade peut aller à la selle.

C'est dans cet état que la malade entre à l'hôpital.

Le ventre est légèrement météorisé. La palpation hypogastrique, poussée un peu loin, devient rapidement douloureuse. Au toucher, le vagin offre ses caractères normaux ; les parois et les culs-de-sac sont souples et dépressibles. Le col est fortement reporté en avant, derrière la symphyse. A travers le cul-de-sac postérieur et par le rectum, on sent le corps rétroversé dans le cul-de-sac de Douglas. L'utérus n'est pas mobilisable et les tentatives de redressement faites avec le doigt ou l'hystéromètre demeurent infructueuses. Ces diverses explorations sont douloureuses.

On diagnostique : rétroversion utérine irréductible, compliquée d'adhérences au cul-de-sac de Douglas.

M. le professeur Dubrueil pratique l'hystéropexie, le 6 juillet. On incise sur la ligne blanche à partir de deux travers de doigt de l'ombilic jusqu'à 2 centimètres du pubis. Les doigts, portés profondément dans le cul-de-sac de Douglas, ramènent l'utérus. Ce temps est assez laborieux ; l'organe est péniblement attiré jusqu'au niveau de l'angle inférieur de la plaie abdominale, où il est maintenu à l'aide d'une pince tire-balle.

On se sert pour fixer l'utérus du procédé de Terrier. On passe deux fils de catgut fort ; après avoir traversé l'aponévrose et le péritoine, on transperce la paroi utérine sur les deux côtés de sa face antérieure et symétriquement dans une étendue pour chaque point de 15 millimètres environ. Au niveau de la ligne médiane le fil est libre, extra-utérin et croise celui-ci à la manière d'un pont. Puis, les fils sont ramenés à travers la lèvre musculo-aponévrotique de l'abdomen du côté opposé. Enfin, chacun d'eux est solidement noué et abandonné dans la plaie en suture perdue.

On termine en fermant la plaie abdominale à l'aide de deux plans de sutures : l'un en surjet et au catgut rapproche l'aponévrose et le péritoine, tandis que la peau est recousue à l'aide du crin de Florence.

Au cours de l'opération, le chirurgien a été considérablement gêné par les anses intestinales qui faisaient sans cesse, et malgré les aides, irruption hors de la cavité abdominale.

Dans l'angle inférieur de la plaie, mais en dehors de la cavité péritonéale, on place un drain debout.

Dans l'après-midi, la malade souffre beaucoup du ventre et se plaint de tiraillements insupportables. Deux ou trois vomissements sentent fortement l'éther. On donne des cachets de naphtol et des pilules d'extrait thébaïque. Dans la soirée, on prescrit du champagne et de la glace. T. 37°. Pouls 104.

7 juillet. — La nuit a été mauvaise. La malade souffre toujours de tiraillements. Il y a eu quelques vomissements. Le facies est bon. T. 38°. Pouls 96.

On desserre le pansement.

Dans l'après-midi, les vomissements continuent et deviennent presque incessants; cependant, l'état général reste bon. On prescrit la potion de Rivière, une injection de morphine, de la glace et du champagne. Le soir, la température est à 38°6. Pouls 112.

Application de la glace sur le ventre.

8. — Les vomissements ne discontinuent plus; la malade rend tout ce qu'elle prend. Elle a du hoquet. T. 38°6. Pouls 120. Le pansement est renouvelé; il sort une petite quantité de pus par le drain. On recouvre la plaie par des compresses de Bœckel et on continue l'application de glace. On prescrit aussi un lavement purgatif salin. Dans l'après-midi, les vomissements cessent; mais le hoquet persiste. Le soir, le thermomètre accuse 38°5. Pouls 108. A ce moment, on constate une notable amélioration. Les vomissements ont définitivement cessé et les douleurs sont moins vives. Le hoquet persiste encore.

9. — Le mieux constaté la veille persiste et s'accentue. Le pansement est renouvelé. Un peu de pus dans le drain. T. 37°8. P. 112. Mêmes prescriptions que la veille. Le hoquet cesse dans la soirée, mais la simple ingestion de liquides provoque encore des vomissements.

A partir de ce moment, les phénomènes péritonéaux ne cessent de s'amender et ne tardent pas à disparaître complètement. Aux pansements suivants, on enlève quelques points de suture ; la plaie est asepsiée et vingt jours après environ (vers le 10 août), la cicatrisation était à peu près complète, sans qu'aucun incident notable soit venu interrompre la guérison.

Au mois d'août, M. le professeur Dubrueil cède son service de chirurgie à M. le professeur-agrégé Lapeyre. En ce moment la cicatrisation était complète. La malade se levait depuis quelques jours et allait sortir de l'hôpital, lorsqu'à la suite d'un excès de régime (elle s'était gorgée de fruits) éclatent les accidents qui se terminent par la mort. Dans la nuit du 23 au 24 août, surviennent des douleurs abdominales très vives, que suivent bientôt des vomissements d'abord alimentaires puis bilieux. La constipation est absolue. On administre un purgatif qui reste sans effet. On prescrit de la morphine et de la glace. Le 26 août, les vomissements deviennent jaunâtres, puis fécaloïdes. T. 38°, Pouls 110.

27 août. — Tous les symptômes précédents s'aggravent : la face devient grippée, les yeux s'excavent, le pouls est petit, misérable, très fréquent (140 pulsations). Les lèvres se cyanosent, les extrémités se refroidissent et la malade succombe dans le collapsus graduellement croissant. Cet état avait duré quatre jours.

L'autopsie est pratiquée 24 heures après le décès.

Le ventre est fortement ballonné. Une incision demi-circulaire, convexe en haut et rasant le rebord des côtes, coupe la paroi abdominale sous forme de vaste lambeau. Celui-ci est soulevé avec précaution et rabattu en bas. L'épiploon et les anses intestinales les plus superficielles adhéraient entre eux et à la face postérieure de l'incision abdominale. Les fausses membranes qui réunissait ces divers organes en un bloc de la

grosseur du poing étaient solides et nécessitèrent pour être
rompues d'assez grands efforts. On libère la paroi abdominale
avec beaucoup de précautions pour se rendre bien compte de
l'état de la symphyse laparo-utérine. L'utérus n'était plus
suspendu à la paroi abdominale. De la partie inférieure de la
cicatrice de l'incision opératoire partait un tractus fibreux de
couleur ardoisée. Il était large d'un travers de doigt et épais
de 2 ou 3 millimètres. On l'isolait très bien en avant de la
vessie avec laquelle il ne contractait que des rapports de con-
tiguïté ; en arrière, il adhérait aux anses intestinales. En
suivant ce cordon avec les doigts ou en l'isolant par l'écarte-
ment des organes avoisinants, on voyait qu'il plongeait profondément dans le bassin et allait s'attacher au bord supérieur
de l'utérus, qui était rétroversé dans le cul-de-sac de Douglas
au fond duquel il reposait par sa base;

Ce tractus mesurait exactement 10 centimètres. Du bord
supérieur de l'utérus et dans le point où venait s'insérer le
tractus que nous venons de décrire, partaient d'autres replis
membraneux qui venaient se perdre dans la masse intestinale qu'agglutinaient des adhérences. Ceux-ci étaient au nombre de trois principaux. Nous les avons suivis avec beaucoup
de soin et nous avons constaté qu'ils venaient s'insérer sur des
anses intestinales, dans un point opposé à l'insertion mésen-
térique.

L'état et la disposition de ces anses méritent une description
spéciale.

Toutes étaient nettement coudées à angle aigu par la traction de la fausse membrane. Mais l'une d'elles, celle qui don-
nait attache au trousseau fibreux le plus volumineux, était
tiraillée à ce point que les deux moitiés de l'anse étaient
presque parallèles. Le bout intestinal supérieur était distendu
par des gaz, l'inférieur affaissé et vide. De plus, au point
d'insertion de la bride, il y avait un notable rétrécissement du

calibre de l'anse, qui admettait à peine l'extrémité de l'index. La paroi intestinale, mais surtout sa couche séreuse, étaient fortement épaissies. Malgré des pressions très fortes nous n'avons pu faire circuler les gaz à travers la couture. La cause de l'occlusion intestinale se trouvait là. Les trousseaux fibreux avaient une longueur de 6 à 7 centimètres. On voit donc que du fond de l'utérus partaient, en divergeant sous forme d'éventail, de forts trousseaux fibreux qui allaient s'insérer : le plus long à la cicatrice abdominale, les autres à des anses intestinales. L'un de ceux-ci avait produit une atrésie et une couture assez fortes pour interrompre le cours des matières et produire l'occlusion mortelle.

Dans le cul-de-sac de Douglas, un peu de sérosité louche, mais nulle part ni pus, ni exsudats inflammatoires récents.

Les ovaires et les trompes, agglutinés entre eux par de fausses membranes, étaient solidement fixés par les adhérences au fond du cul-de-sac de Douglas. Celles-ci, bien organisées, étaient très résistantes et s'étaient formées bien antérieurement à l'opération d'hystéropexie. L'appareil tubo-ovarien ainsi fixé maintenait l'utérus rétroversé et s'opposait très fortement à son redressement. Dès que nous avons eu, par la destruction de ces adhérences, libéré ces organes, l'utérus a pu être non seulement redressé, mais encore facilement amené au contact de la paroi abdominale.

OBSERVATION XXIX

(Schiffer, Centr. für gynæk. 1891.)

Mlle St..., 52 ans. Opération dans le décubitus dorsal, le 28 septembre 1891. Kyste glandulaire de l'ovaire (contenant huit litres de liquide environ) avec thrombose partielle des veines de la paroi, consécutive à une torsion du pédicule.

Opération facile, typique.

Suites complètement normales pendant la première semaine. Température la plus élevée, 37°5. Pouls le plus fréquent 104 une fois, ordinairement au-dessous de 100.

Au troisième jour, dégagement des premiers gaz. Le huitième jour, selles normales à l'aide d'huile de ricin. Quelques heures après, douleurs de ventre, vomissements, qui prennent bientôt un caractère fécaloïde. Pas de ballonnement considérable du ventre.

Pendant la nuit du huitième au neuvième, encore une évacuation de matières un peu consistantes après un lavement.

Le neuvième jour, le matin : collapsus, mort.

Autopsie. — Adhérence d'une frange épiploïque du côlon descendant, particulièrement longue et large, avec le pédicule de la ligature. Par-dessous cette bride, une circonvolution de l'intestin grêle avait glissé et avait été coudée ; sa séreuse s'était aussi soudée depuis peu avec le pédicule.

OBSERVATION XXX

(Quénu. — *Nouv. Arch. d'obst. et de gynéc.*, 25 sept. 1894)

Malade couchée au n° 9 de la salle Bichat.

Atteinte d'un kyste ovarique, elle fut laparotomisée le 15 janvier dernier. Notre incision fut de petite dimension ; le ventre ouvert, nous trouvâmes un kyste de l'ovaire droit de moyen volume. Au moment de le ponctionner, la malade eut une syncope respiratoire et l'on dut pratiquer une respiration artificielle. L'alerte fut courte, mais à partir de ce moment le chloroforme ne fut administré qu'avec un extrême ménagement. Notre malade respirant mal, nous dûmes donc nous contenter d'une anesthésie incomplète. A chaque effort de la malade, les anses intestinales menaçaient de faire irruption et durent être maintenues énergiquement, tout le temps que dura l'opération, par la main de notre aide. Cependant, à aucun moment, elles ne s'échappèrent de l'abdomen.

Ce kyste sans adhérence, enlevé facilement, présentait un large pédicule sur lequel fut appliquée une ligature en chaîne. L'ovaire gauche atrophié fut laissé en place. Avant de refermer l'abdomen, suivant notre habitude, nous attirons le grand épiploon et nous l'étendons au-devant de la masse intestinale.

La température de notre malade oscillait, avant l'opération, entre 36°5 et 37 degrés. Le soir de l'opération, elle fut de 37°8, et pendant les vingt-quatre premières heures, il y eut 14 vomissements.

Le 16 au matin, nous trouvons notre opérée un peu fatiguée par ces vomissements répétés. La température est 37°4 ; le pouls assez fréquent (110 pulsations), mais bon. Il n'y a là rien qui puisse nous inquiéter, d'autant qu'avant l'opération, le pouls, qu'on avait eu soin d'observer, atteignait couramment 100 et 105. La quantité d'urine rendue est de 600 grammes. C'est la quantité normale pour les laparotomisées et ce chiffre ne varie guère. Cette fixité dans ce taux ordinaire des urines tient vraisemblablement à ce qu'on ne les laisse pas boire et qu'elles n'expulsent que l'eau empruntée à leurs tissus.

Le 17 au matin, les symptômes sont à peu près les mêmes. Comme cela arrive fréquemment, la malade n'a pas encore rendu de gaz. On donne un lavement boriqué ; il provoque l'émission de quelques gaz, mais en très petite quantité et peut-être est-ce de l'air introduit en même temps que le lavement. Nous prescrivons alors un verre de limonade purgative ; la malade en vomit la moitié, mais dans la journée, elle rend spontanément des gaz, puis vomit encore 4 fois.

Le 18, le troisième jour par conséquent, nous trouvons

notre opérée fatiguée. Cependant la température n'est pas élevée (37°), le pouls atteint bien, il est vrai, 115 pulsations, mais il est ample et régulier et, comme la malade a rendu des gaz la veille et a eu, le matin même, une garde robe, nous ne sommes pas inquiet. Dans la journée, après notre visite, elle eut plusieurs vomissements, rendit son lait et eut même un vomissement porracé.

Le 19, ce qui nous frappe en arrivant, c'est l'altération des traits, l'aspect grippé de la face. Nous apprenons que depuis sa selle de la veille, la malade n'a pas rendu de gaz. La température reste normale (37°), mais en même temps que le pouls a augmenté de fréquence (125) il a perdu en amplitude et régularité ; il est faible, mal frappé. Le ventre n'est pas ballonné, le palper n'est pas douloureux, sauf, peut-être, au niveau du pédicule. Le toucher vaginal ne décèle ni tuméfaction, ni douleur du côté des culs-de-sac.

La malade souffre cependant de douleurs et de coliques spontanées.

A partir de ce moment, il fut bien évident pour moi qu'il s'agissait là d'un cas d'occlusion intestinale.

Nous étions arrivés, en effet, au cinquième jour après l'opération ; avec la température restée normale, le pouls aurait dû être bon, la circulation intestinale rétablie et l'état général satisfaisant. Il n'en était rien. Ajoutez à cela que la veille, la malade avait eu des vomissements alimentaires et un vomissement bilieux verdâtre.

Nous fîmes électriser les parois de l'abdomen en prévenant toutefois qu'on se tînt prêt pour une intervention chirurgicale.

Le soir, à 5 heures, notre malade n'avait toujours pas rendu de gaz et présentait une température inférieure à celle du matin (36°9). D'autre part, l'altération des traits était plus prononcée, le ventre ballonné dans la région sous-ombilicale. L'occlusion était évidente.

L'intervention ne fut pas différée plus longtemps. Après avoir été chloroformisée avec beaucoup de ménagements, la malade est opérée à 6 heures.

L'anesthésie est complète. Sans nous attarder à enlever un à un les points des trois plans de notre première suture, nous en enlevons un par étage ; puis, guidant les ciseaux avec le doigt introduit dans l'abdomen, nous fendons les parois en un seul temps.

Lorsque les parois abdominales furent ouvertes et écartées par mon aide, nous pûmes constater que le grand épiploon, attiré et étalé avec tant de sollicitude, lors de la première intervention, avait disparu, s'était rétracté ; de la cavité péritonéale, il sortit une cuillerée à café ou deux de liquide séreux ; les anses intestinales que nous avions sous les yeux étaient légèrement distendues, mais ne présentaient aucune trace d'inflammation. Au-dessous de ces anses distendues, nous en trouvâmes d'autres vides et aplaties, preuve indéniable qu'il s'agissait bien d'une occlusion intestinale.

En déroulant les anses intestinales nous éprouvâmes une légère résistance du côté du petit bassin ; après avoir exercé une légère traction nous amenions bientôt, au milieu de notre incision, une anse intestinale coudée en canon de fusil et présentant, près de son sommet, une sorte de champignon de matière fibrineuse, débris d'adhérences au niveau du pédicule cruenté. Près de ce sommet siégeait un étranglement demi-circulaire assez serré, développé sur le bord libre de l'intestin.

Une fois l'anse libérée et ayant bien constaté qu'elle ne présentait aucune lésion, aucune perte de substance de ses parois, nous faisons passer les gaz du bout supérieur dans le bout inférieur. L'intestin est remis en place, l'épiploon retrouvé est étalé à nouveau en avant de sa masse, puis nous refermons

l'abdomen par une suture à deux plans faite aussi rapidement que possible.

L'opération a duré en tout dix minutes environ ; moins de
temps qu'il n'en faut pour la décrire.

Au sortir de cette nouvelle intervention, la malade était natu-
rellement assez affaiblie. A 8 heures du soir, sur notre conseil,
notre interne lui fit une injection intra-cellulaire d'environ
500 grammes de sérum artificiel. Dès 10 heures du soir elle
rendait spontanément quelques gaz.

Le lendemain matin, nous trouvons notre opérée avec un
faciès quelque peu meilleur, mais encore grippé et une teinte
subictérique des conjonctives. Le ventre est souple. Nous pros-
crivons un quart de verre de limonade purgative et nous con-
seillons une nouvelle injection de sérum, qui fut faite dans
l'après-midi.

Le 21, l'état s'améliore, le pouls redevient bon ; la malade
a eu une garde-robe spontanée. La température monte pendant quelques heures à 38°5, mais retombe le lendemain à
37 degrés matin et soir.

Aujourd'hui, notre malade est absolument remise de tous
ces incidents et a repris la vie commune.

OBSERVATION XXXI

(In thèse Naoumoff. — Montpellier, 1896)

Femme de trente-huit ans. Kyste de l'ovaire droit, avec quelques adhérences au péritoine pariétal. Petits kystes de l'ovaire
gauche. Double ovariotomie. Les pédicules liés sont aban-
donnés dans la cavité péritonéale.

Tout va bien pendant le premier septénaire. Les cinquième,
sixième et septième jours qui suivirent l'opération, la malade
eut une selle toutes les vingt-quatre heures. Pas de fièvre.

Du huitième au dixième, pas de selles. Purgatifs impuissants.

12ᵐᵉ jour. — T. 36°3. Symptômes d'occlusion intestinale très prononcés. Vomissements bilieux, presque fécaloïdes. Ventre peu douloureux, non météorisé. En raison des selles qu'on a obtenues à la fin du premier septénaire, l'interne croit pouvoir temporiser jusqu'au lendemain.

13ᵐᵉ jour. — Vomissements fécaloïdes. Collapsus très prononcé. Réouverture de l'abdomen à 11 heures du matin. On constate une double adhérence avec coudure au niveau du pédicule droit. Une petite ulcération intestinale siégeant au niveau d'une coudure, laisse sourdre une petite quantité de matières fécales. Occlusion de cet orifice par quelques points de suture séro-séreuse.

Mort, cinq heures après l'opération dans le collapsus.

Autopsie. — On trouve une nouvelle adhérence de l'intestin grêle au pédicule, dans une région inférieure à celle qu'on avait libérée. Mais l'intestin non coudé à son niveau, se laissait facilement traverser par un courant d'eau. Il n'y avait plus de causes d'occlusion. La suture séro-séreuse de l'orifice constaté a été reconnue suffisante par l'épreuve de l'eau.

L'insuccès opératoire doit, semble-t-il, être mis sur le compte d'une intervention trop tardive.

Observation XXXII

(Kehrer, *Centralbl. f. gynæk*, 1894.)

Myôme utérin. — Hystérectomie abdominale avec castration.

Mme R..., 30 ans, entre à l'hôpital le 18 octobre 1887, pour tumeur dure et ovalaire de la partie inférieure de l'abdomen.

Réglée à 17 ans. Une grossesse il y a 11 ans.

Depuis 8 mois, ménorragie, anurie qui nécessite le cathétérisme.

Femme maigre, pâle.

A l'examen, la tumeur paraît nette à la face postérieure du corps et de l'utérus, qui est incliné en avant et élevé; utérus et tumeur peu mobiles.

Le 22 octobre, on fait la laparotomie.

Comme il était impossible de tirer l'utérus dans l'incision de l'abdomen, on a renoncé à l'énucléation et on a fait la castration.

Dans la nuit qui suit l'opération, nausées, polyurie, émission de gaz.

Le lendemain, mêmes symptômes, quelques vomissements.

25 octobre. — Abdomen un peu tendu. Pas de gaz.

27. — Météorisme plus fort.

28. — On enlève deux sutures de l'angle inférieur de l'incision. Par l'ouverture que présente la plaie, on voit une anse intestinale couverte de tissu fibreux; on la recouvre de gaze iodoformée.

30. — Gonflement énorme de l'abdomen. Douleur aiguë dans le flanc gauche. Vomissements fréquents. Ponction de l'anse intestinale. Drainage de la plaie.

2 novembre. — Vomissement de matières fécaloïdes. On établit un anus artificiel à l'intestin grêle, d'où s'échappent d'abondantes matières jaunes, liquides.

3. — Sueur froide, dyspnée, pouls filiforme. Mort.

A l'*autopsie*, adhérence entre le grand épiploon et la paroi abdominales. Plaie souillée de matières fécales. Une anse d'intestin, placée contre les lèvres de la plaie, présente une petite ouverture.

Anses intestinales dilatées. Points de nécrose sur tout le côlon descendant, sans perforation.

Intestin couvert d'une sécrétion purulente.

Rectum comprimé, offre des parois normales

OBSERVATION XXXIII

(Spencer Wells.— *On ovarian and uterine tumors*. London 1872)

L'épiploon, qui avait été trouvé adhérent, fut fixé dans l'angle supérieur de la plaie, le pédicule de la tumeur, vers son milieu à l'aide d'une aiguille. Au bout de 48 heures à peine la malade mourut, après avoir présenté des vomissements de matières verdâtres et de la distension abdominale. Wells, attribuant ces symptômes à la fixation du pédicule, avait enlevé déjà l'aiguille qui traversait le collet.

Autopsie. — Une anse d'intestin grêle était enclavée dans l'espace compris entre le fond de l'utérus, le pédicule et la paroi abdominale. La cavité péritonéale était remplie d'exsudat.

OBSERVATION XXXIV

Schröder, *Berlin. Klin. Woch.* 1879)

Femme A..., 44 ans. L'ovariotomie fut très laborieuse, à cause des larges et fortes adhérences qui donnèrent lieu à une hémorragie capillaire si abondante qu'il fallut procéder à la ligature de l'artère épigastrique gauche.

L'opérée mourut le onzième jour, au cours d'une deuxième laparotomie commandée par des vomissements fécaloïdes. Le rectum était comprimé devant l'articulation sacro-iliaque droite, par le pédicule adhérent à cet endroit.

Observation XXXV

(Schiffer, *Centr. f. gynœk.* 1891.)

Mademoiselle Ach..., 45 ans. Opération dans la position de
Trandelenbourg. Myomes multiples du corps de l'utérus, le plus
volumineux, intra-mural, de la grosseur de la tête d'un enfant.
Kyste hématique de l'ovaire droit ainsi que de l'ovaire gauche,
mais ici avec un sarcome médullaire ayant le volume du poing.
Laparo-ophoro-hystéromyomectomie. Long pédicule intrapéri-
tonéal, modifié d'après Schröder.

Suites de l'opération. —Vomissements fréquents dès le début.
Après 48 heures, gaz spontanés, et le jour suivant, gaz après
lavement de térébenthine. A partir du quatrième jour, ballonnement croissant du ventre. Langue humide. Sensation comme
s'il y avait quelque chose qui ne voudrait pas sortir. Lavage
de l'estomac, administration de l'huile de ricin par la bouche et
lavements de térébenthine sans résultat. Température la plus
élevée le deuxième jour (après l'opération) 38°8. Pouls le plus
fréquent à la même époque, 132 ; les autres jours 100 et 110
pulsations avec une température de 37°4 à 38°. Vomissements
continus et à la fin fécaloïdes. Collapsus croissant et mort le
sixième jour après l'opération.

Autopsie. — Pas de péritonite. Pas de tumeur de la rate.
Pour la cavité du bassin, un peu de liquide séreux sangui-
nolent. Sur le pédicule, des formations fibrineuses isolées.
Intestin grêle jusqu'à 20 centimètres au-dessus de la valvule
de Bauhin fortement enflé. Le reste de l'iléon et le gros
intestin, affaissés complètement. Au pédicule adhérent, trois
circonvolutions de l'intestin grêle, dont une est en partie
coudée, en partie tordue et imperméable sur une étendue de 6
centimètres. On trouve des gouttes d'huile de ricin jusqu'au
point de coudure.

Observation XXXVI

(Schiffer, *Centralb. f. gynœk*. 1894.)

Mme J..., 39 ans. Opération dans le décubitus dorsal. Kyste glandulaire proliférant, multiloculaire, de l'ovaire droit. Hémato-salpingite, périsalpingo-oophorite chroniques gauches. Poids du kyste, 6 kilos. Adhérences volumineuses dans la cavité du bassin. Kysto ovariotomie droite. Salpingo-oopho‑rectomie gauche.

Suites. — Déjà dans les premiers jours, un peu de tympa-nisme, malaise, éructation ; cependant pas de vomissements encore. Selles 6 heures après lavage de l'estomac et un lave-ment avec 40 grammes d'huile de ricin. Le troisième jour, évacuation spontanée. Malgré cela, météorisme croissant, éruc-tation, vomissement, léger ictère. Après un lavement de téré-benthine au sixième jour, dégagement abondant de gaz. Mais bientôt leur émission cesse complètement. Un nouveau lavage de l'estomac et un lavement avec de l'huile de ricin ne donnè‑rent aucun résultat. Température la plus élevée, le soir du deuxième jour, 38°1 ; jusqu'au septième jour, elle oscille entre 37°2 et 37°8.

Pouls entre 100 et 110. Après le septième jour, éléva-tion de la température jusqu'à 40° et le pouls jusqu'à 160.

Mort avec des phénomènes de collapsus, le huitième jour après l'opération.

Autopsie. — Adhérences d'une bride épiploïque avec le pédi-cule droit. Au-dessous, une circonvolution de l'intestin grêle, tordu autour de son axe dans un état de gangrène bien avancée. Tout près un foyer sanieux enkysté.

OBSERVATION XXXVII

(Ibidem.)

Mme H..., 51 ans. Opération dans la position de Trandelenbourg (présentation du siège relevé), le 2 mars 1892, pour une
rétroflexion de l'utérus myomateux et fixé, avec double hydro-
salpingite, péri-salpingo-oophorite, pelvi-péritonite chronique
et hernie inguinale épiploïque double. La femme, réglée
encore, éprouvait de fortes douleurs dues au déplacement du
rectum par le myôme qui était de la grosseur du poing. L'opération a consisté en une décortication du l'utérus de l'espace
de Douglas, en une double salpingo-oophorectomie avec ven-
trofixation de l'utérus par suture des deux pédicules à la paroi
abdominale antérieure. Suture de deux orifices du sac herniaire
du côté de la cavité abdominale.

Suites. — Pouls et température un peu élevés les premiers
jours après l'opération, une fois jusqu'à 38°8 et 120. Ordinairement la température oscillait entre 37° et 37°6. Pouls seulement 100. A partir du deuxième jour, léger ballonnement du
ventre, dégagement de gaz à l'aide d'un lavement de térébenthine d'abord, spontanément les jours suivants. Le huitième
jour, évacuation à l'aide de l'huile de ricin. Mais le ventre ne
s'affaisse pas et la perméabilité de l'intestin s'arrête bientôt
complètement. Le douzième jour après l'opération, pour la
première fois, vomissements qui durent jusqu'au quatorzième
jour et qui ne deviennent fécaloïdes que plus tard. Une deuxième
laparotomie était décidée, le quatorzième jour, quand, de
nouveau, l'intestin est devenu perméable, et comme l'état
général s'était maintenu bon, on s'en est abstenu. Le quinzième jour après l'opération, vomissements fécaloïdes et formation très rapide de météorisme, d'où laparotomie le soir

même. Le ventre s'affaissa, mais le collapsus apparut et la malade succomba 12 heures plus tard, le seizième jour après l'opération.

Autopsie. — Dans l'espace de Douglas, à l'endroit où les annexes droites avaient été détachées, se trouvait coudée sous forme d'un U une longue circonvolution d'intestin grêle, fortement infiltrée de sang, et présentant, au point de couture, un début de gangrène.

OBSERVATION XXXVIII

(Spencer Wells. *Times and gazette,* 10 mars 1860)

Femme de 33 ans, admise à l'hôpital le 4 février 1860. Emaciée, gêne respiratoire causée par une tumeur volumineuse de l'abdomen.

Diagnostic. — Kyste multiloculaire de l'ovaire, très adhérent.

27 février. — Laparotomie. Le kyste est si adhérent à la paroi abdominale et à l'épiploon qu'on peut difficilement le séparer. Il est enlevé ; un pédicule, pas très long, situé à gauche, est lié puis fixé au milieu de la plaie abdominale par une épingle, qui le transfixe, ainsi que les deux lèvres de la plaie. Le pédicule épiploïque ligaturé est fixé à l'angle supérieur, puis la paroi est suturée.

Le premier jour la malade alla bien.

28. — Douleurs abdominales à partir de une heure du matin. On donne un lavement opiacé. La malade boit du brandy et du soda, mais la seule chose qu'elle ne rende pas, c'est l'eau glacée. Pouls 110. Faiblesse. Nouveaux vomissements l'après-midi, soif intense. Elle boit de l'eau glacée. Pas de douleur. A 11 heures du soir, le pouls est de 130; la malade est un peu épuisée. Vomissements de mucosités verdâtres sentant le

chloroforme. Lavements nutritifs toutes les trois heures.

29. — Nuit agitée, vomissements fréquents, pouls presque imperceptible. La région épigastrique est tympanique. Pensant que le pédicule pouvait être cause de l'obstruction, on enleva l'épingle qui le transfixait, mais, comme on ne savait quelle part accorder au chloroforme et à la ligature de l'épiploon dans le maintien des vomissements, on ne rouvrit pas la plaie. La malade continuant à s'affaiblir, mourut 46 heures après l'opération.

Autopsie. — Le pédicule du kyste, fixé au milieu de la plaie abdominale, était, d'autre part, adhérent à la face postérieure du grand bassin, un peu à gauche et au fond de l'utérus, qui fut ainsi tiré obliquement en haut, hors du petit bassin. Il en résulte que la plaie abdominale réunie plongea profondément dans la cavité abdominale et il se forma un espace entre le pédicule et la paroi abdominale, dans lequel la portion inférieure du jéjunum s'étrangla. Détachant le pédicule, on libéra la portion étranglée, qui paraît dilatée et rouge des deux côtés de l'étranglement. L'extension de l'irritation avait agglutiné les anses intestinales au-dessus de l'étranglement, et un épanchement considérable de sérosité exsudé remplissait le petit bassin. Pas d'hémorragie. Le péritoine pariétal montrait les nombreuses adhérences qu'on avait dû rompre pour détacher la tumeur. On voyait en ces points de nombreuses ramifications vasculaires et de la fibrine qui indiquait le début du processus réparateur. Mais nulle part il n'y avait d'inflammation, la réunion se faisait par première intention.

OBSERVATION XXXIX

(Knowsley Thornton. — *The surgical treatment of diseases of the liver*, British med. journal, 18 novembre 1886)

Il s'agit d'une malade qui avait été vue par plusieurs des principaux médecins et chirurgiens de Dublin ; on avait posé le diagnostic de *coliques par calculs biliaires avec forte congestion du foie*. La malade était très épuisée, ayant souffert de plusieurs attaques successives très violentes. Appelé en vue d'une intervention, le chirurgien constate une tumeur qui paraissait être la vésicule fortement distendue ; le foie, très large, s'étendait à droite, presque jusqu'au bord pelvien. Laparotomie. On tombe sur une *masse d'adhérences fournies par l'épiploon et par le ligament suspenseur du foie, adhérents à la surface du foie et au péritoine pariétal*. La tumeur n'était point la vésicule biliaire, mais le bord arrondi du lobe droit augmenté par cette masse embrouillée d'adhérences. A environ deux centimètres et demi de la ligne médiane de l'abdomen, la surface du foie était complètement adhérente au péritoine pariétal ; profondément, en bas, du côté de la fosse iliaque droite, on trouve la vésicule biliaire avec sa paroi épaissie, *sa surface postérieure adhérente au péritoine pariétal postérieur et son extrémité inférieure unie au ligament large droit par une lame très dense de tissu conjonctif, aussi épaisse que le pouce*. Malgré le plus soigneux examen, on ne trouve pas de calculs dans la vésicule ou dans les canaux. La question se posa alors de savoir si la forte adhérence de l'extrémité de la vésicule pouvait être la cause de coliques en empêchant la contraction de celle-ci et si on devait la sectionner. Par crainte de faire plus de mal que de bien par une intervention de cette espèce, au fond de la cavité abdominale, on décide de laisser les choses en place, en *se contentant de libérer le ligament suspenseur et de séparer l'épiploon adhérent du foie, du ligament et des parois abdominales.*

La malade guérit très bien et n'eut plus de douleurs. Quelque temps après l'opération, elle était en parfaite santé ; le foie avait repris sa place normale. Avant l'opération, la malade, soumise au meilleur traitement médical, n'en avait, au contraire, ressenti aucune amélioration.

Les adhérences étaient la conséquence d'une péritonite puerpérale ancienne de plusieurs années.

CHAPITRE V

DIAGNOSTIC — PRONOSTIC

Poser le diagnostic d'adhérences post-opératoires est chose très difficile, sinon parfois impossible. Les points de repère ne peuvent être saisis ; autant de cas, autant de tableaux cliniques différents. Et l'on ne peut guère tabler que sur les manifestations produites par ces brides intra-abdominales. Les troubles fonctionnels aideront plutôt au diagnostic que les phénomènes douloureux. Quoi qu'il en soit, lorsque la douleur est absolument intolérable, que la malade ne peut retirer aucun bénéfice du traitement médical, l'intervention s'impose et elle reste la même, que le diagnostic soit telle ou telle lésion abdominale : c'est la laparotomie exploratrice que l'on fera. — Nous verrons cependant qu'il y a des cas où elle est dangereuse.

Lorsqu'on est en présence d'occlusion intestinale, il est évident qu'on ne cherche pas à parfaire un diagnostic de cause; on opère, que l'obstruction vienne d'une position vicieuse de l'intestin ou d'adhérences intestinales. Mais quand le trouble fonctionnel ne donne lieu à aucun diagnostic ferme, certains auteurs sont d'avis que les caractères de la douleur doivent faire penser aux adhérences.

Legueu (1) dit que « le diagnostic ne se fait que par
» exclusion. A la palpation, on ne trouve rien, mais la persis-
» tance en un point d'une douleur fixe se reproduisant
» spontanément, se réveillant par la pression, doit éveiller
» l'idée d'une adhérence et conduire à la laparotomie explora-
» trice. »

Au début de la chirurgie abdominale, après les opérations
gynécologiques, on a invoqué à tout propos les troubles nerveux
comme causes de douleurs persistantes et ce n'est qu'avec
l'asepsie et l'antisepsie actuelles diminuant les chances
d'infection que l'on arrive à séparer ce qui appartient aux
phénomènes nerveux ou au développement de tissus de néo-
formation. Certes, le diagnostic à faire avec la névrose est
d'autant plus difficile, que les malades qui nous occupent sont
des femmes surexcitées par la souffrance, mais on peut penser
aux adhérences post-opératoires chez des femmes déjà laparotomisées.

Mayo Robson, de Leeds (2), dit : « Un grand nombre de
cas de douleurs abdominales intenses, souvent envisagées
comme des névroses, sont dus à des adhérences qui déplacent
et fixent dans une position vicieuse, soit l'appendice vermiforme, soit chez la femme les ovaires ou les trompes. Tous ces
cas peuvent être guéris par une simple laparotomie sans
aucune mutilation des viscères. »

Hale White (3) relate une observation analogue à celle de
Mayo Robson. Il s'agissait d'une malade atteinte de typhlite,
laquelle guérit de cette affection par un traitement médical,
mais dont les règles, quelques mois après, devinrent extrême-

---

(1) Labadie-Lagrave et Legueu. — *Traité médico-chirurgical de
gynécologie*, 1898.
(2) Mayo Robson, *loc. cit.*
(3) Hale White, *ibid.*

ment douloureuses. On en conclut qu'il existait des adhérences entre l'appendice vermiforme et l'ovaire, supposition qui fut pleinement vérifiée par la laparotomie. L'ablation de l'appendice et de l'ovaire adhérents, fut suivie de la disparition complète de la dysménorrhée.

Jænicke (1), de Breslau, a pu constater, par un examen minu-tieux de l'abdomen, la présence d'adhérences intestinales disséminées dans les diverses parties de la cavité abdominale, et cela chez la plupart des femmes de 20 à 40 ans (dans 60 ou 70 0|0 des cas). Ces reliquats de péritonites chroniques localisées provoquent des troubles de nature vague, *considérés souvent et à tort comme étant d'origine hystérique.*

« Lorsque les intestins sont vides, dit Jænicke, les adhé-
» rences sont difficiles à percevoir et ne peuvent être cons-
» tatées que par une main très expérimentée. Mais, si le tube
» digestif se trouve dans un état de réplétion moyenne, elles
» peuvent être senties beaucoup plus distinctement sous forme
» d'induration qu'on retrouve exactement à la même place à
» chaque nouvel examen. Dans la plupart des cas (75 %), les
» brides dont il s'agit proviennent de phlegmasies ayant eu les
» organes génitaux pour point de départ. Dans les autres cas,
» elles sont consécutives à des appendicites, à des coliques
» hépatiques accompagnées d'irritation péritonéale, enfin à
» des ulcères de l'estomac ou du duodénum. Des médecins et
» des gynécologistes expérimentés ont pu se convaincre, après
» plusieurs examens que nous avons pratiqués ensemble, de
» l'existence de ce genre de péritonites chroniques localisées.
» Ce diagnostic fut confirmé dans la suite par le succès d'un
» traitement *ad hoc* ».

Riedel (2) considère que « le diagnostic présente, en géné-

---

(1) Jænicke. — *Congrès de Rome*, mars avril 1894.
(2) Riedel. — *Semaine médicale*, 1894, page 515.

» ral, de très grandes difficultés. Ce sont celles qui ont pour
» point de départ l'appendice, lequel peut être facilement
» reconnu à la palpation, du moins chez les personnes mai-
» gres. Les adhérences provenant de la vésicule biliaire se
» manifestent par des douleurs dans l'hypocondre droit ;
» mais le diagnostic différenciel avec la cholélithiase est
» impossible. D'autre part, les adhérences de la vésicule
» peuvent être confondues, soit avec le foie syphilitique, soit
» avec des processus cicatriciels de la région du pylore. Dans
» la syphilis du foie, ce viscère n'est pas toujours augmenté
» de volume ; le malade accuse dans la région hépatique des
» douleurs vagues et, de temps en temps, des attaques dou-
» loureuses violentes, de sorte que, en l'absence de données
» anamnestiques précises, le diagnostic n'est guère possible.
» Lorsque de la vésicule biliaire ou de l'appendice, le pro-
» cessus inflammatoire a gagné le côlon ascendant, le dia-
» gnostic est également difficile ou impossible ; des accès
» douloureux alternent alors avec une euphorie complète, à
» part la constipation qui est la règle dans ces cas. Souvent il
» existe du ballonnement et toute pression, même celle des
» vêtements sur le ventre, est une cause de malaises. Chez ces
» malades, de même que chez ceux qui ont des adhérences
» dans la région du côlon tranverse ou du côlon descendant,
» on se contente généralement du diagnostic de constipation
» chronique. On les traite par le massage, les bains, etc.,
» jusqu'à ce qu'un jour une violente attaque de coliques ou de
» phénomènes d'obstruction viennent éclairer la situation ».

Il résulte de ces considérations que le diagnostic sera loin
d'être toujours fait

Pour ne dire qu'un mot du pronostic, nous émettrons l'avis
que l'adhérence, à elle seule, n'en comporte pas. Tout dépend
de ses manifestations, de la douleur qu'elle provoque et des
troubles fonctionnels qu'elle fait naître. Ainsi, en voyant des

accidents aussi graves que l'occlusion intestinale survenus à la suite de brides intestinales, on pourrait penser que chaque fois qu'il y a des adhérences à l'intestin, et qu'on les peut constater, il faut émettre un pronostic sombre ; il n'en est rien. Roux de Lausanne (1) prétend que les adhérences intestinales peuvent disparaître spontanément, même quand elles semblent très solides, après un temps relativement faible et sans laisser de traces, et l'opinion de cet auteur est basée sur un cas d'iléus à récidives qu'il a opéré successivement trois fois.

C'est aussi ce que prétend Nicaise (2) : « Certaines adhéren-
» ces s'amincissent, s'allongent, finissent par disparaître peu
» à peu ; donc, ne pas trop se hâter d'intervenir chirurgicale-
» ment. »

En somme, le pronostic dépend de la gravité des troubles occasionnés par les adhérences.

---

(1) Roux de Lausanne. — Mai 1895, *Médecine moderne.*
(2) Nicaise. — *Revue de Chirurgie*, 1891.

CHAPITRE VI

TRAITEMENT

PROPHYLAXIE. — RELAPAROTOMIE

Nous avons montré au chapitre II, en traitant de la pathogénie, l'importance prépondérante de la prophylaxie dans
toute opération de laparotomie au point de vue de la formation des adhérences post-opératoires.

Il importe de même, lorsque celles-ci sont constituées avec
tous leurs symptômes, non seulement de les traiter, mais de
prévenir leur nouvelle formation, car ces tissus, une fois excisés, ne demandent qu'à se développer à nouveau après une
première intervention. Nous allons réunir les différentes idées
des auteurs et donner les conseils qu'ils indiquent sur la conduite à tenir pendant la laparotomie pour empêcher cette complication de se produire.

Tout d'abord, *on s'efforcera d'éviter le contact prolongé de
l'air* par l'emploi méthodique de compresses-éponges. L'intestin sera l'objet des précautions les plus grandes.

*L'excision des adhérences se fera autant que possible au thermo-
cautère*, suivant le conseil de Kelterborn (1), qui, dans son
travail sur le «Mode de formation des adhérences péritonéales

---

(1) Kelterborn. — *Centralb. f. gynæk.* 1800.

après la laparotomie », a constaté par des expériences sur les
lapins et les chiens, qu'après l'application de pointes de feu
sur le foie, l'estomac et l'intestin, la cicatrice était lisse, qu'il
n'y avait pas d'adhérences. Il en conclut, par suite, que l'emploi
du thermo-cautère dans la libération des adhérences est le
meilleur moyen pour éviter leur reproduction. Cette reproduction dépend en somme de ce que, après la libération des
adhérences, deux surfaces plus ou moins cruentées se trouvent
en présence : c'est donc en supprimant ces surfaces cruentées
que l'on évitera le plus sûrement les adhérences possibles
ultérieures.

Au point de vue de l'irritation chimique, *on se gardera
d'employer des substances antiseptiques fortes* qui favorisent
l'exsudat inflammatoire.

*On asséchera le péritoine, on surveillera ses ligatures et quant
à l'hémostase, on la fera aussi parfaite que possible.*

Que si, dans le cours de l'opération, il est impossible d'empêcher qu'une poche de pus se rompe dans la cavité abdominale, on évacuera ce pus par des *lavages à l'eau bouillie salée
chaude*, et on placera un *Mikülicz modifié* dans le cul-de-sac de
Douglas. Ce ne sera pas le sac de gaze classique, car il favorise
le développement des adhérences, et M. le professeur Forgue (1) dit à ce propos : « Nous avons substitué au Mikülicz
» typique le simple placement de lanières de gaze : dans le
» cas de ruptures d'adhérences étendues et saignantes ; de
» déchirure ou de perte de substance du péritoine. Nous
» reprochons au Mikülicz type la compression que parfois il
» exerce sur les anses intestinales au point d'y gêner la circula-
» tion des gaz et des matières; et nous pensons avec Condamin,
» qu'à la menace de phénomènes d'occlusion, il faut enlever

----

(1) Forgue et Reclus. — *Traité de Thérap. chirurg.*, 2° édition, 1898,
p. 890.

» le Mikulicz, si un purgatif n'a pas réussi à amener une selle.
» Les lanières isolées se tassent mieux, dans toutes les anfrac-
» tuosités qu'on veut drainer, qu'une bourse qui risque de se
» déplacer sur un point, tandis qu'on la refoule sur un autre.
» N'est-il point advenu à plusieurs opérateurs de trouver,
» derrière le sac de Mikulicz, un clapier de pus retenu ? Il faut
» savoir que si on retarde l'extraction de la bourse, elle peut
» offrir de sérieuses difficultés ; la gaze est pénétrée par les
» bourgeons charnus ; sa traction ramène l'hémorragie ou
» expose à des résorptions ; les mèches isolées s'extraient plus
» commodément. Un dernier inconvénient du Mikulicz est la
» lente cicatrisation de la plaie à son niveau et le danger
» d'éventration : Laroyenne a proposé pour l'éviter, de placer
» en ce point, des fils d'attente, qui, après la suppression du
» drainage, permettront d'affronter les bords et d'obtenir leur
» réunion. »

Mayo Robson [1] fait observer qu'il n'est pas difficile de
prévenir la reproduction des adhérences, surtout de celles
qui se sont formées entre des organes qui, dans les conditions
normales, sont éloignés l'un de l'autre, comme le sont, par
exemple, l'appendice vermiforme et l'ovaire. Mais on réussit
aussi à empêcher la reproduction d'adhérences entre le pylore
et le foie, si l'on a soin d'arrêter toute hémorragie post-opératoire, d'écarter un peu ces organes l'un de l'autre et, enfin,
de bien nettoyer et de bien sécher leurs surfaces.

Les adhérences une fois formées et la malade ne pouvant
supporter les douleurs qu'elles occasionnent, que doit-on
faire ? Les cas sont très dissemblables.

« En général, dit Leguou [1], la laparotomie exploratrice,
» d'abord, la recherche et la libération de ces adhérences

---

(1) Mayo Robson. — *Loc. cit.*
(1) Labadie, Lagrave et Leguou. — *Loc. cit.*

» ensuite, constituent le traitement rationnel de ces douleurs.
» Sur une de nos malades les douleurs disparurent complète-
» ment après l'excision d'un paquet épiploïque qui, à la suite
» de l'extirpation d'un kyste parovarien, avait contracté des
» adhérences avec la paroi abdominale antérieure. »

William White (1) et Duplay (2) sont partisans de la laparotomie exploratrice qui, loin de nuire, pensent-ils, donnent
des *résultats inespérés au point de vue des douleurs.*

Mayo Robson, cité plus haut, croit à son tour qu'une laparotomie exploratrice est indiquée dans les cas de douleurs
abdominales intenses et persistantes dont l'origine semble
obscure et qui ne peuvent être amendées par un traitement
médical.

Rappelons ici les conseils de Nicaise et de Roux de Lausanne, sur l'intervention trop hâtive dans les cas d'adhérences
amincies qui s'allongent et finissent par disparaître d'elles-
mêmes.

Dans les cas au contraire très graves, on se souviendra de
cet avertissement donné dans l'*American text book of gyne-*
» *cology,* p. 613 : « Lorsque les adhérences sont formées
» avec l'intestin, il y a de la constipation et des douleurs
» quelquefois si vives que les malades demandent une nou-
» velle laparotomie. Il est douteux que l'on obtienne souvent
» de bons résultats de cette nouvelle intervention. Si on l'entre-
» prend, on se souviendra que l'intestin peut adhérer à la
» cicatrice de la paroi abdominale et redoubler d'attention
» pour ne pas le léser. »

Hulke (3) estime que la section des adhérences provoquées
par un ulcère de l'estomac est dangereuse, puisque ces adhé-

---

(1) William White. — *Annals of surgery,* août-septembre 1891.
(2) Duplay. — *Sem. médicale,* 1892.
(3) Hulke. — *Soc. clin. de Londres,* 13 oct. 1893.

rences sont souvent le seul obstacle à la perforation complète
de la paroi stomacale ulcérée. Il pense, en outre, que les adhérences viscérales une fois rompues par l'intervention chirurgicale peuvent se reproduire très facilement.

F. Roberts (1) dit avoir observé aussi des cas de dilatation
de l'estomac consécutive à des adhérences. Cependant, dans
aucun d'entre eux, l'intervention chirurgicale n'a été suivie
d'amélioration.

Riedel (2) résume la question ainsi : « Au point de vue du
traitement, il faut distinguer deux groupes de cas, suivant qu'il
s'agit d'adhérences circonscrites ou diffuses. Dans le premier
groupe seulement on peut espérer un bon résultat de l'intervention chirurgicale. Nous devons ranger ici en première ligne
les adhérences ayant pour point de départ la vésicule biliaire
et l'appendice, de même que les formations de brides isolées
dans d'autres parties de l'abdomen. Au second groupe appar-
tiennent les adhérences et rétractions cicatricielles de l'intestin, contre lesquelles la chirurgie est en général impuissante.

L'auteur a opéré avec succès deux malades pour des adhérences provenant d'appendicite. A ce propos, il émet l'opinion
que la guérison spontanée de l'appendicite donne lieu à des
adhérences plus graves, plus étendues que le traitement opératoire avec ablation de l'appendice. De bons résultats ont été
aussi obtenus dans les cas d'adhérences de la vésicule biliaire :
l'un des opérés a eu cependant une récidive. Les interventions
qui ont eu le moins de succès sont celles qui ont été prati-
quées dans des cas d'adhérences diffuses du gros intestin avec
ou sans participation de la vésicule biliaire et de l'appendice.
Cependant, certains opérés ont été notablement améliorés,
quelques-uns mêmes complètement guéris. Toutefois, dans

(1) Roberts. — *Soc. clin. de Londres*, 13 oct. 1893.
(2) Riedel. — *Loc. cit.*

une partie de ces faits, le temps d'observation n'est pas suffi-
sant pour permettre d'apprécier le résultat définitif de l'intervention.

Mais lorsque l'occlusion intestinale est constituée, on inter-
vient généralement le plus tôt possible et c'est ce qui ressort
de ces conclusions de Noltschini (1) :

« 1° Dans l'iléus, la laparotomie secondaire est indiquée, vu
que le pour 100 de mortalité n'est pas grand, savoir 38, 5 %.

» 2° L'apparition des premiers symptômes d'obstruction et le
temps qui la sépare de l'intervention chirurgicale n'a pas
d'influence.

» 3° L'état général doit régler les indications. L'émaciation,
le collapsus, la paralysie intestinale peuvent s'imposer comme
contre-indications de la laparotomie secondaire.

» 4° Si, avec les progrès de la technique de la laparotomie et
l'application de l'asepsie, les complications comme la péritonite, le glissement d'une suture, donnant lieu à des hémorragies, et la compression des uretères deviennent de plus en plus
rares, les cas d'iléus restent toujours assez nombreux et c'est
à la prophylaxie qu'il faut attacher le plus d'importance pour
éviter cette complication.

» 5° Lors de l'opération, il faut épargner le péritoine en le
préservant de toute irritation tant mécanique que chimique ».

Comment peut-on éviter le contact immédiat des organes
abdominaux avec les surfaces cruentées des pédicules après
ovariotomie ou hystérectomie? C'est, en effet, au niveau de
ces surfaces vives que se développent le plus souvent les
adhérences post-opératoires.

On remédiera à ces inconvénients dans la limite possible en
employant les procédés du professeur Laroyenne :

---

(1) Noltschini. — *Annales de gynécologie*, 1897.

1° Traitement de l'épiploon et 2° traitement des pédicules.

I) « Laroyenne, dit M. Forgue (1), vient d'insister sur la
» *fonction chirurgicale* de l'épiploon, démontrée par les
» expériences de Byron Robinson. L'épiploon a un double
» rôle : il oppose une barrière à l'infection en se greffant
» autour des dénudations traumatiques de l'intestin, de la
» paroi abdominale, des trompes ou de l'appendice ; il empê-
» che les adhérences, s'interposant entre la paroi et les intes-
» tins » — « Tous ceux, dit Laroyenne, qui ont pratiqué des
» laparotomies ont eu, d'instinct, la pensée qu'il serait à
» souhaiter que l'intestin fût, autant que possible, recouvert
» par une surface épiploïque avant la fermeture de la cavité
» abdominale. D'autre part, on a nettement l'impression que
» ce tablier épiploïque étalé sur la masse viscérale a la plus
» grande tendance à remonter, emporté par les mouvements
» intestinaux vers son insertion, c'est-à-dire vers l'estomac ;
» dès lors, les organes qui étaient recouverts ou qu'on vient
» de recouvrir ne le sont pas ou ne doivent plus l'être avant
» même qu'on ait achevé de refermer l'abdomen. Pour obvier
» à ce retrait de l'épiploon, je suture son bord inférieur, en
» l'étalant sans le distendre et par un ou deux points de suture
» de catgut fin, au péritoine pariétal au niveau de l'arcade
» fémorale. On peut encore, si l'épiploon est assez long, pas-
» ser ces fils, non plus au niveau de son bord inférieur, mais
» à huit ou dix centimètres au-dessus, de façon à laisser libre,
» dans le petit bassin, sa portion inférieure, pour recouvrir
» les surfaces dénudées. »

II) Quant aux pédicules intra-abdominaux, Laroyenne les
recouvre d'une collerette de séreuse péritonéale : il les péri-

----

(1) Forgue et Reclus, 2ᵐᵉ édition, p. 301.

tonise. Voici son procédé exposé par R. Condamin (1) : « Nous
» sommes loin de prétendre qu'avec la péritonisation on évi-
» tera toujours les adhérences, qu'un péritoine irrité est tou-
» jours prêt à contracter ; mais ce que l'on peut affirmer,
» c'est qu'elles seront autrement rares et ne présenteront pas
» la même gravité.

» Un autre avantage réside dans la suppression d'une exsu-
» dation qui viendrait rendre à peu près inutile la toilette soi-
» gneuse que l'on a faite de la séreuse péritonéale après
» l'intervention. Les avantages de cette suppression nous
» semblent, dans l'état actuel de nos connaissances sur la chi-
» rurgie abdominale, tellement évidents, qu'il nous semble
» superflu d'insister sur ce point.

» La péritonisation des pédicules intra-abdominaux est-elle
» toujours possible ? Nous croyons pouvoir répondre par l'affir-
» mative, et en tous cas, si par suite de circonstances parti-
» culières, pertes de substances trop étendues du péritoine ou
» pédicules sessiles, la chose n'était pas praticable, il vau-
» drait mieux employer ce que nous avons appelé un « Mikülicz
» de sécurité (2) » avec fil d'attente qui sera enlevé aussitôt
» que possible, plutôt que de s'exposer aux inconvénients du
» suintement intra-péritonéal d'une surface cruentée.

» Le manuel opératoire pourra varier suivant les opérations.
» Le pédicule est-il volumineux ? Il faudra, au-dessus du lien
» constricteur hémostatique, garder une collerette un peu
» étendue de péritoine ou réséquer une portion de la partie
» centrale des tissus, afin de ne pas exercer une traction trop
» vive sur la couverture péritonéale. Cette précaution sera
» superflue si le pédicule est petit ou moyen.

<hr>

(1) R. Condamin. — *Lyon-médical*, 1894.
(2) R. Condamin. — *Province médicale*, décembre 1893 et janvier
1894.

» Voici comment l'on procède à la clinique gynécologique du
» *professeur Laroyenne.* Pendant qu'un aide maintient par le fil
» constricteur ou une pince hémostatique le pédicule en dehors
» de la cavité abdominale, on fait un surjet au catgut fin avec une
» petite aiguille à suture. Cette suture, si l'on veut obtenir un
» recouvrement parfait, ne doit intéresser que le péritoine et
» la lame conjonctive qui le double. On adosse alors, comme
» pour les deux lèvres d'une plaie cutanée, les bords de la
» séreuse. Ainsi se trouve péritonisée la surface cruentée d'un
» pédicule. En somme, on procède de cette façon absolument
» comme nombre de chirurgiens se comportent vis-à-vis d'un
» moignon utérin après une hystérectomie abdominale, quand
» ils emploient la méthode du pédicule perdu. Les points de
» surjet doivent être assez rapprochés, sans quoi quelques
» fragments de la partie centrale du pédicule s'interposent
» entre les lèvres de la collerette du péritoine, ce qui rendrait
» illusoire la péritonisation.

» Nous pourrions relater ici une observation très probante,
» où l'on vit la surface cruentée d'un pédicule de kyste de
» l'ovaire venir adhérer à l'intestin et déterminer des phéno-
» mènes d'occlusion qui ont entraîné la mort de la malade. La
» péritonisation du pédicule aurait très vraisemblablement
» évité cette complication. Cette observation doit être publiée
» et le chirurgien qui a observé cet accident, actuellement
» chaud partisan de la péritonisation des pédicules intra-
» abdominaux, ne manquera pas de faire ressortir tous les
» avantages de cette méthode, qui est employée systéma-
» tiquement et depuis fort longtemps par le professeur
» Laroyenne ».

CONCLUSIONS

I. — Les adhérences post-opératoires après la laparotomie constituent une complication de cette opération plus fréquente que ne semble le montrer le petit nombre des cas cités.

II. — Si les conclusions expérimentales au sujet de la formation de ces adhérences sont loin d'être identiques, jointes aux observations cliniques, elles permettent d'établir certaines règles de prophylaxie.

III. — Les symptômes douloureux ne suffisent généralement pas pour affirmer des adhérences, les troubles fonctionnels aident mieux au diagnostic.

IV. — Ce diagnostic est dans tous les cas très difficile, mais en présence de douleurs vives sans causes bien précises chez une laparotomisée, on pensera aux adhérences post-opératoires.

V. — Si l'intervention chirurgicale sous forme de *laparotomie secondaire* ou RELAPAROTOMIE s'impose dans la majorité des cas, on en calculera le bénéfice à propos des adhérences massives de l'intestin à la paroi abdominale et des tractus adhérant à un ulcère de l'estomac.

VI. — La prophylaxie des adhérences post-opératoires comprend certaines règles :

a. — On s'efforcera d'éviter le contact prolongé de l'air.

b. — L'excision des adhérences se fera autant que possible au thermo-cautère.

c. — On se gardera d'employer des substances antiseptiques fortes.

d. — On asséchera le péritoine, on surveillera ses ligatures, et quant à l'hémostase, on la fera aussi parfaite que possible.

e. — Dans les cas d'infection par des poches de pus ouvertes dans la cavité abdominale, on lavera à l'eau bouillie salée chaude.

f. — Lors d'une première laparotomie ou lors d'une *relaparotomie* on procédera comme Laroyenne :

1° En recouvrant les viscères avec l'épiploon que l'on suturera au péritoine pariétal ;

2° En péritonisant les pédicules intra-abdominaux.

Vu et permis d'imprimer
Montpellier, le 28 décembre 1898.
Pour le Recteur,
Le Vice-Président du Conseil
de l'Université,
L. VIALLETON.

Vu :
Montpellier, le 28 décembre 1898
Le Doyen,
L. VIALLETON

INDEX BIBLIOGRAPHIQUE

1 *An American text book of gynecology*, pp. 428 et 613.

2 BŒCKEL. — Gazette médicale de Strasbourg, 1881.

3 BOUQUET DE LA JOLINIÈRE. — Des adhérences péritonéales consi-
      dérées comme causes de phénomènes douloureux (Thèse
      de Lyon, 1896).

4 BOUVERET. — Maladies de l'estomac. Paris, 1893, et in Bouquet
      de la Jolinière.

5 CHURCHILL. — Traité des maladies des femmes.

6 COLLAS. — Occlusions intestinales consécutives aux opérations
      de laparotomie (Thèse de Paris, 1890).

7 CLAUDE (H.). — Société de Biologie, 11 juin 1898.

8 CONDAMIN (R.). — De la péritonisation des pédicules intra-
      abdominaux (Lyon médical, 1894, p. 567).

9 CONDAMIN (R). — Du drainage à la Mikulicz, avantages et incon-
      vénients (Prov. Méd., déc. 1893 et janvier 1894).

10 CORNIL et RANVIER. — T. I, p. 96.

11 COURDY. — Thèse de Paris, 1877.

12 COYNE. — Traité élémentaire d'anatomie pathologique, 1894,
      p. 208.

13 DAURIGNAC. — Thèse de Toulouse, 1895.

14 DELBET. — Académie de médecine, juin 1889.

15 DELEBUT. — Thèse de Paris, 1880.

16 DUPLAY-SIMON. — Des effets curatifs de certaines opérations
      purement exploratrices (Semaine médicale, 1er janvier,
      1892).

17 ERNST SONNTAG. — Berlin. Klin. Woch, 1887.

18 Forgue et Reclus. — Traité de thérapeutique chirurgicale (1re
    édition, 1892 ; 2e édition, 1898).

19 Graser. — 24e congrès de la Société allemande de chirurgie,
    tenu à Berlin (Semaine médicale, 1895, p. 191).

20 Hale White. — Société clinique de Londres, séance du 13 oct.
    1893 (Semaine médicale 1893, p. 480).

21 Hann. — Annals of surgery, 1896.

22 Jacobs (C.). — Bulletin de la Société belge de gynécologie, 1889.

23 Janicke (de Breslau). — Des adhérences intestinales chroniques
    chez les femmes (Semaine médicale, 1894).

24 Kehrer. — Centralb. fur gynæk., 1894.

25 Keltenborn. — Du mode de formation des adhérences périto-
    néales après la laparotomie (Centralb. fur gynæk. 1890).

26 Knowsley Thornton.— British med. journal, 18 novembre, 1886.

27 Kœberlé. — Gaz. des hôpitaux, 1867.

28 Labadie-Lagrave et Legueu. — Traité médico-chirurgical de
    gynécologie, 1898, p. 1172.

29 Lauenstein. — Arch. fur klin. chir., t. XLV, 1892, p. 121.

30 Legueu. — Bulletin médical, 26 sept. 1894.

31 Lennander. — Uber operationen der Gallenwege und Adhæronz-
    bildungen im oberen Theile des Bauches. — Wien. Klin.
    Wochenschrift, 1893.

32 Léopold. — Dreisig laparotomien, mai 1870.

33 Lucas-Championnière. — Annales de gynécologie, 1892.

34 Mayo Robson (de Leeds). — Soc. clin. de Londres (Séance du
    13 oct. 1893).

35 Muller Peter. — Discussion de la Société médico-pharmaceu-
    tique de Berne, in Corresp. blatt. f. schweizer ærzte. No 17,
    1er sept. 1893.

36 Muller. — Deutsche Zeit. f. chirurgie, 1887.

37 Naoumoff. — Thèse de Montpellier, 1896.

38 Nicaise. — Des adhérences péritonéales douloureuses (Revue
    de chirurgie, 1894, p. 622).

39 Noltschini. — 12e Congrès des sciences médicales de Moscou.
    Contribution à l'étude de la laparotomie secondaire chez la
    femme. (Annales de gynécologie, 1897, p. 451).

40 O'Balinski. — Berlin Klin. Woch. 1889, p. 251.

41 Olshausen. — Die krankheiten der ovarien, Stuttgard, 1886.

42 Parker. — Annals of surgery, 1890.

43 Pozzi. — Traité de gynécologie, 1897.

44 Quénu. — Nouvelles arch. d'obstétr. et de gynéc., 25 septembre 1894.

45 Riedel. — Arch. f. klin-chir., XLVII (Résumé in Sem. méd., 1894, p. 513.

46 Roux (de Lausanne). — Méd. moderne, mai 1895.

47 Rosenheim. — Annals of surgery, 1890.

48 Salzer. — Wien. Klin. Woch., 1893.

49 Schiffer. — Centralb. f. gynæk, sept. 1894.

50 Schroder. — Berlin. Klin. Woch., n° 1, 1879.

51 Skutsche. — Correspond. des Allgem. Arzt. Ver. Von Tübingen, 1886.

52 Spencer Wells. — On ovarian and uterine tumors (London, 1872).

53 Spencer Wells. — Stat. d'ovariotomie. Medic. Times and gazette, 10 mars 1860.

54 Tavel. — Corresp. Blatt. f. schweiger œrzte, n° 17, sept. 1893, p. 588.

55 Terrier. — Soc. de chirurgie (Séance du 31 oct. 1894).

56 Terrillon. — Annales de gynécologie, 1892.

57 The British Journal, 1889-1890.

58 Thomson (de Dorpat). — Recherches expérimentales sur la formation des adhérences après la laparotomie (Centralb. f. gynæk, 1891).

59 Tuja. — Des occlusions intestinales après les laparotomies (Thèse de Lyon, 1894).

60 Walthard. — Corresp. Blatt f. schweizer œrzte, n° 15, août 1893, p. 513.

61 William Easterly Ashton. — The medical news, 1892 (résumé in Arch. gén. de méd., 1893).

62 William White. — Annals of surgery, août et sept. 1891.

63 Wolf Hirsh. — Arch. f. gynæk, Berlin, 1888.

TABLE DES MATIÈRES

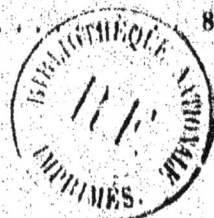

SERMENT

En présence des Maîtres de cette École, de mes chers condis-
ciples et devant l'effigie d'Hippocrate, je promets et je jure, au
nom de l'Être suprême, d'être fidèle aux lois de l'honneur et de
la probité dans l'exercice de la Médecine. Je donnerai mes soins
gratuits à l'indigent, et n'exigerai jamais un salaire au-dessus
de mon travail. Admis dans l'intérieur des maisons, mes yeux
ne verront pas ce qui s'y passe; ma langue taira les secrets qui
me seront confiés, et mon état ne servira pas à corrompre les
mœurs ni à favoriser le crime. Respectueux et reconnaissant
envers mes Maîtres, je rendrai à leurs enfants l'instruction que
j'ai reçue de leurs pères.

Que les hommes m'accordent leur estime si je suis fidèle à mes
promesses! Que je sois couvert d'opprobre et méprisé de mes
confrères si j'y manque!

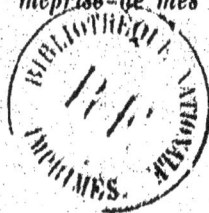